写给孩子的医学科普书

神奇的大脑

徐 昊 著　　黑 绘 图

U0270930

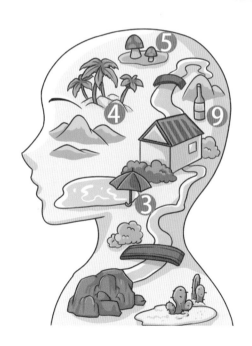

21 二十一世纪出版社集团
21st Century Publishing Group

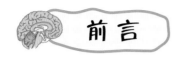 前言

　　有一天，我正坐在电脑前面写作，读小学的儿子拿着我的大脑模型，问道："爸爸，大脑是做什么的？"

　　"该怎么解释呢？"我想了想。

　　刚好我用的是台式电脑，于是我指着旁边的机箱告诉他："大脑与电脑的工作方式很相似，都通过输入、输出、储存和处理这几大功能来做一些事情。"

　　想要让大脑运转，我们需要先输入信息。对于计算机来说，输入的方法有：用键盘打字，用麦克风说话，还有用摄像头拍摄等。对于人来说，我们的耳朵可以把声音传给大脑，鼻子可以把气味传给大脑，眼睛可以把图像传给大脑，嘴巴可以把味道传给大脑，皮肤可以把触觉、痛觉等传给大脑，等等。有了这些信息，我们才有了对世界的各种认知。

　　输入大脑的信息，有些我们要记住，比如住址、电话号码、课文、家人和朋友的名字，等等；有些我们要运算，比如买东西的时候计算价格，工作时计算时间，还有学生要计算出数学题的答案，等等；还有些信息，我们需要根据现有的知识进行创造，比如创作一首歌曲，写一篇日记，画一幅美丽的图画，用黏土制作一个小作品……

　　电脑的显示器可以输出图像和视频，音箱可以输出声音。同样，大脑也可以控制我们的嘴巴发出各种声音，控制我们的手创造出各种事物。

　　大脑和电脑一样，有着惊人的储存空间和计算能力。有着发达的大脑，也是人和其他动物最大的区别之一。经过几百万年的进化，人类大脑变得越来越智慧，甚至被科学家称为"宇宙中已知的最复杂的物体"。

　　但是，有一些疾病会伤害我们宝贵的大脑。比如，癫痫发作会让大脑突然"短路"；阿尔茨海默病就像一块橡皮擦，会擦掉我们美好的记忆；脑出血和脑梗死则会让大脑的重要区域受损，导致我们失去说话和运动的能力，甚至死亡……

　　了解大脑的相关知识，健康合理用脑，我们就能更好地保护自己的大脑，以及更大程度地发挥我们的聪明才智。希望你们看完这本书能进一步挖掘自己的潜能，变得更聪明！

2023 年 4 月 3 日

目 录

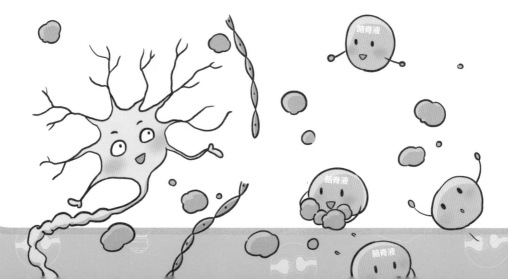

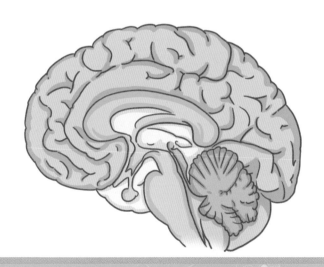

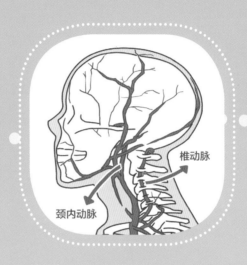

椎动脉

颈内动脉

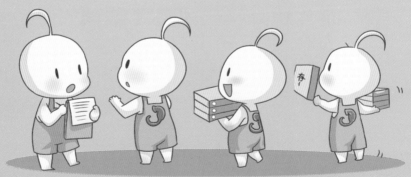

大脑如何占领"高地"？

1 人类大脑的进化之路

中国民间认为，头越大越聪明，所以年画上的娃娃和老寿星都是大脑袋，这也是智慧的象征。那么头大真的会更聪明吗？科学家经过研究发现，在从猿进化到人的过程中，人类的头部确实越来越大了。

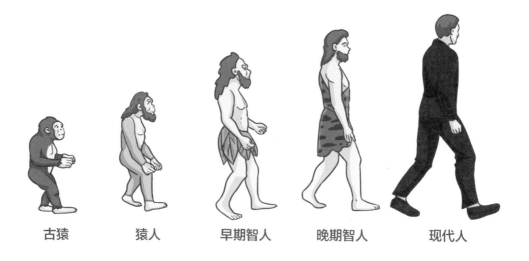

古猿　　　猿人　　　早期智人　　　晚期智人　　　现代人

在距今大约 1.5 亿年前的侏罗纪时代，恐龙是地球的霸主。当时的地球大陆连成一片，氧气含量高，许多恐龙进化出了庞大的身体。大型恐龙的体形比今天的大型动物（如狮子、老虎、大象）都大得多。然而恐龙统治了地球上亿年都没有创造出文明，人类经过几百万年的进化就创造出了高度文明。这主要是因为，与恐龙的进化方向不同，人类选择了另一条进化之路——更大的脑容量。

2 怎样拥有更大的大脑

　　要想拥有更大的大脑，首先需要为它提供足够的能量。人脑的重量约占人体总重量的 2%，却消耗了全身约 20% 的血氧*和约 25% 的葡萄糖。而人类的近亲黑猩猩的大脑只需要不到全身 10% 的葡萄糖。人体所需的营养成分依靠血液传递，那么如何让更多的血液到达大脑呢？

　　为了研究大脑，神经科学的创始人托马斯·威利斯（1621—1675），对大脑进行了完整的解剖。1664 年，威利斯出版了《脑解剖学》，这是一本关于大脑和神经的著作。他做了许多实验，比如把狗头部一侧的动脉血管切断后，血液仍然可以进入大脑，这就说明，大脑有不止一条供血通道。

————————

* 血氧：指血液中的氧气。

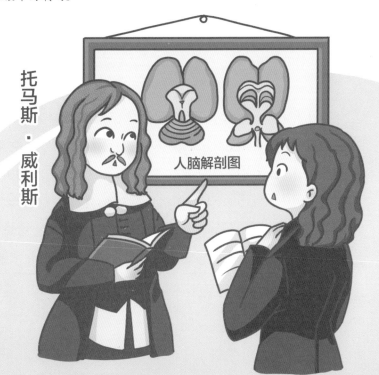

人脑解剖图

托马斯·威利斯

威利斯的搭档克里斯托弗·雷恩[*]发明了一种革命性的实验方法——把染料注入血管里。在他的帮助下，威利斯向狗的颈动脉注射染料，从而清楚地显示出狗整个脑部的血管。经过无数次实验和观察，人们终于了解到，大脑主要由4条血管——2条颈内动脉和2条椎动脉供血。这是大脑供血的双保险，即使一边变狭窄或者堵塞，大脑依然可以保留一些基础的生理功能。

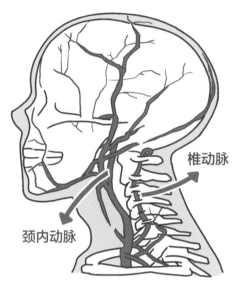

在威利斯和雷恩发现脑血管的结构之后，人们才知道人脑内的血管密密麻麻，错综复杂，比动物的脑血管要复杂得多。但是，人脑内的血管在1000万年前可不是这样。据研究，大约在1000万年前，人类祖先的基因中有一个叫作*RNF213*的基因发生了突变，这个基因突变的结果就是使得大脑的血管变得更粗大，供血量更多。大脑有了充足的血液，就像城市有了足够的建筑材料一样，各种"高楼大厦""高架桥""道路"日新月异地发展起来。

---

[*] 克里斯托弗·雷恩（1632—1723）：英国天文学家，外科医生，建筑师。

大脑有了充足的供血还不够，更重要的是获取更多血液中的能量。人体主要的能量来源是葡萄糖。当我们肚子饿的时候，我们会感觉思维能力减弱，脑袋里好像有一团糨糊，其实这就是葡萄糖供给不足的信号。但是，人类大脑细胞吸收葡萄糖的能力是有限的，一次性补充大量葡萄糖，细胞无法全部吸收。

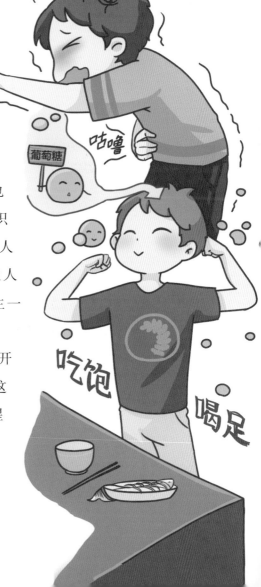

几百万年前，人类祖先又发生了一次神奇的基因突变，令大脑摄取葡萄糖的能力明显增强。现代人类中也有缺少这个基因的患者，他们的脑组织就无法有效地摄取葡萄糖。虽然这些人能存活，但是他们的大脑组织与普通人相比，能量供应严重不足，这会产生一系列神经系统症状。

有了充足的供血和营养，大脑便开始突飞猛进地发育起来。猿人也就这样逐渐进化成了智人。现代的黑猩猩之所以不能通过训练变为智人，就是因为基因限制了它们大脑的发育。

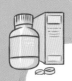

什么是烟雾病？

我们大脑内的重要血管如果发生闭塞，会患上一种叫作 Moyamoya 的疾病。Moyamoya 是日语"烟雾"的发音，因此这种疾病也叫作烟雾病。大脑无时无刻不在摄取营养，而大血管闭塞会令大脑里产生许多细小的血管分支，在血管造影图像上看起来就像烟雾一样。

这种细小的血管供血量非常有限，于是大脑就会"缺血"，患者会出现头晕、头痛等症状；这种细小的血管还非常脆弱，一旦血流量大了，很可能破裂，于是大脑就会"出血"，患者会出现突然头痛、昏迷等症状。

为了治疗这种疾病，神经外科医生会打开患者的头颅，然后再选择"牺牲"一根头皮表面较为粗大的血管，把这根血管引入颅内，给大脑供血。这个手术叫作搭桥。做了搭桥手术后的大脑，就像干涸很久的田地突然引入一泓清泉一样，很多患者都会觉得症状明显减轻。

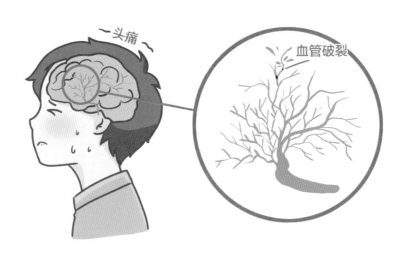

3 　如何让大脑得到充分的发育？

　　按照前面的说法，大脑有了充足的供血和丰富的营养就可以变得更大，但是会产生一个难题——头太大不利于生产。

　　产科医生会告诉孕妇，在怀孕晚期要注意控制饮食，因为这是胎儿头部生长的关键时期。如果胎儿头部左右两侧之间最宽部位的长度超过妈妈的骨盆宽度，胎儿就很难顺利生下来，只能选择剖腹产分娩。而在没有现代医学保障的古代，若胎儿头过大，产妇很可能因为难产而失去生命，胎儿也可能难逃厄运。所以无论在古代还是在现代，生孩子对母亲来说都很艰辛，每一位母亲都非常伟大。

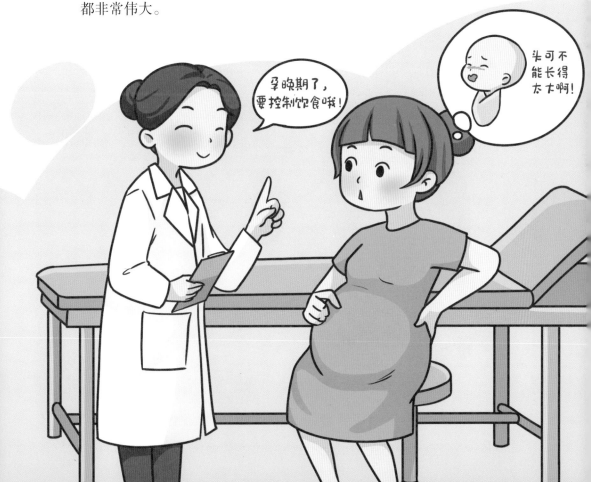

为了解决难产这个问题，人类主要有两个办法。

第一个办法就是更早地把孩子生出来。你有没有注意到：小马、小羊出生之后就会走路，而新生儿别说走路了，抬个头、翻个身都不会，如果没有家人的照顾，完全无法生存。这其实是人类无奈的选择，如果等小孩子能爬的时候再生下来，头已经大得产妇生不出来了。所以，生物进化给人类支了一招：要不早一点儿把孩子生下来吧？

狗的平均寿命是 12 年，狗怀孕的时间是 2 个月；黑猩猩的平均寿命是 50 年，它们的怀孕时间是 8 个月；按照这个标准推算，人类怀孕的时间应该至少为 12 个月。但是，人类却只怀孕大约 10 个月就把孩子生了下来。虽然人类刚出生时脑容量大约只有成年后的 25%，但是出生后的生长发育十分迅速。由于人类有更多的时间和空间留给大脑发育，因此获得了远超于其他动物的智慧。

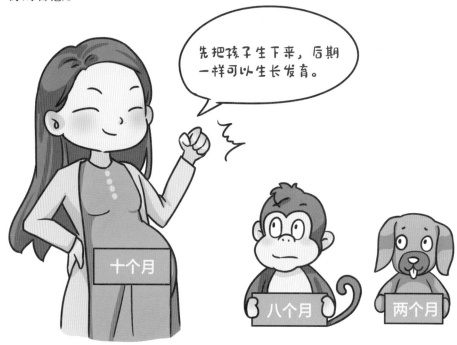

让大脑有更大的生长发育空间，还有第二个办法。那就是给头颅增加一些"弹性"，也就形成了我们常说的囟（xìn）门。囟门通常指婴儿头顶骨未合缝的地方，有前囟、后囟之分。前囟门位于头顶前部，呈菱形，在幼儿1—2岁时闭合；后囟门位于枕上，呈三角形，出生后不久就会闭合。婴儿的大脑生长速度很快，颅骨的生长速度跟不上，为了不拖大脑的后腿，颅骨会暂时保持一种断裂的状态，这也让孩子出生的时候在产道里可以承受一定程度的挤压。

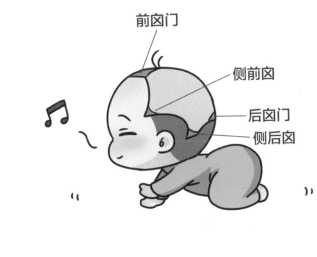

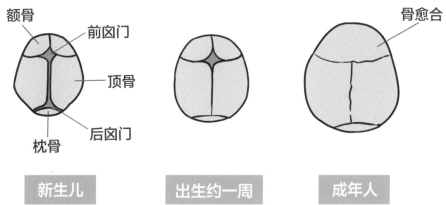

1岁以后，孩子大脑的生长速度放缓了，颅骨生长的速度才能慢慢追赶上大脑发育的速度。在2岁前，颅骨会慢慢地闭合，给予孩子的头部完全的保护。如果孩子的囟门过早地闭合，出现智力障碍、认知障碍等情况，医学上将其称为小头畸形，孩子的大脑发育也会受到明显的影响。

　　相反地，如果囟门延迟闭合也是有问题的，可能是由于体内缺乏维生素D或钙，导致颅骨生长缓慢；也可能是由于脑积水这个疾病，让囟门不能正常闭合。所以要特别注意孩子2岁前头颅的发育情况，过大或过小都要立刻去医院检查。

　　给大脑足够的营养、更早地把孩子生下来、颅骨暂时不闭合，这些方法让人类的大脑得到了充分的发育。就大脑的体积而言，经过近600万年的进化，人类的大脑已经比黑猩猩的大脑大了4倍之多。正是因为如此，我们人类的大脑才可以容纳更多的神经细胞和更丰富的神经连接，完成很多早期猿人无法想象的工作。

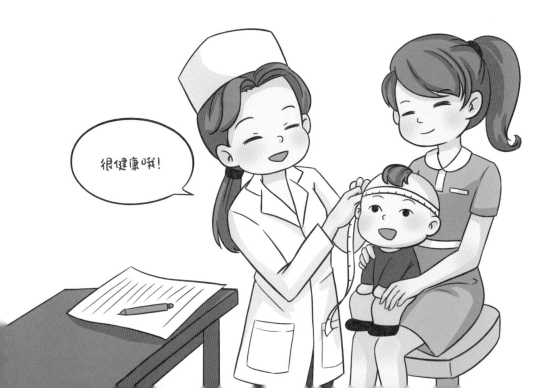

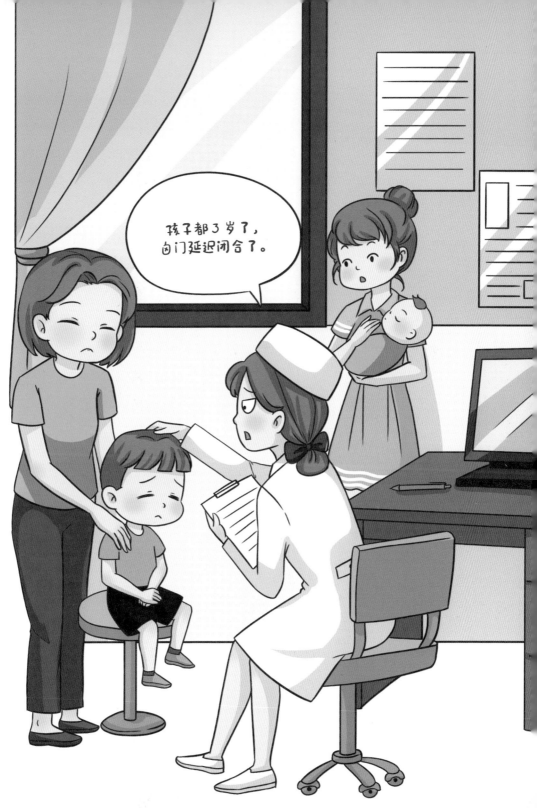

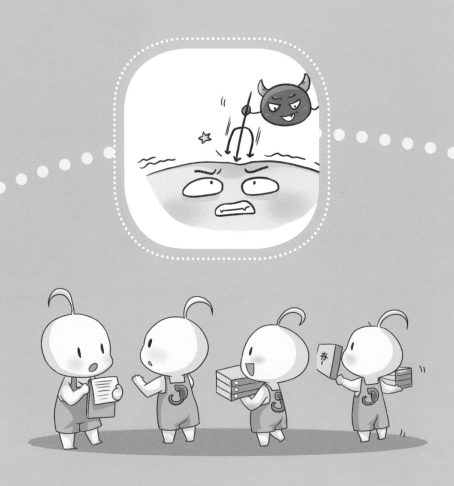

大脑如何
保护自己？

1 坚硬的颅骨

科学家对大脑曾经有很多种描述。神经学家理查德·雷斯塔克形容大脑是一个皱巴巴、黏糊糊的大核桃，而我觉得它的质地更像是一块内酯豆腐。大脑作为人体最重要的器官之一，却如此柔软脆弱，它是用什么方法保护自己的呢？其实，大脑本身在千百万年的进化之后，形成了3套完整的自我保护系统，其中之一就是坚硬的颅骨（又称头骨）。

人类身体的结构，都是千百万年的进化所得。比如，大腿骨需要承担身体大部分的重量，所以是人体中最粗壮的骨头；脊柱的骨头是分段的，在提供支撑力的同时，也保持了灵活度。

但是，颅骨却是个例外，平时不需要承受任何的压力，却是人体中最坚硬的骨头之一。这只有一个目的，就是预防伤害，保护人体中至关重要的大脑。日常生活中的磕碰，几乎不会对大脑造成很大损伤。

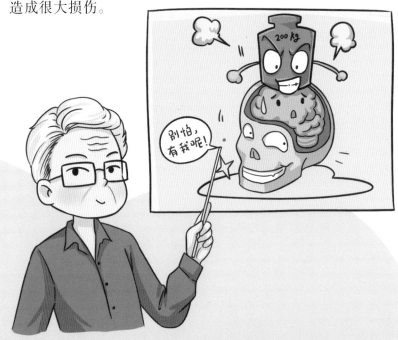

虽然颅骨很硬，但是有时外科医生还是需要打开颅骨做手术。头部受到外伤后，为了清除出血或减轻颅内压力，脑外科医生一般会在颅骨上钻孔或锯开颅骨，让血液流出，以挽救患者生命。考古学家在出土的新石器时代的人类头骨上也发现了外科手术的钻孔，证明其实人类在史前时代就有在头部钻孔的手术，并且还有手术成功的案例。

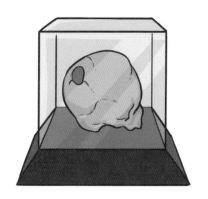

在现代医学中，颅骨受到损伤后，医生会用特殊的材料来代替缺失的颅骨。什么样的材料最合适呢？首先它要够硬，可以塑形，且不容易引起排异；还要耐腐蚀——时间长了生锈了可不行；最后还有一点，千万不能像大多数金属一样有磁性，不然，碰到小的吸铁石吸附在患者的头上倒还好办，大个儿的磁性物体，比如磁共振仪，把患者的脑袋吸住，那就危险了。经过反复优选，目前医疗中主要用纯钛做的金属网作为颅骨的替代材料。纯钛的莫氏硬度是6，跟牙齿差不多，同时兼具质量轻、耐腐蚀、无磁性等特性。

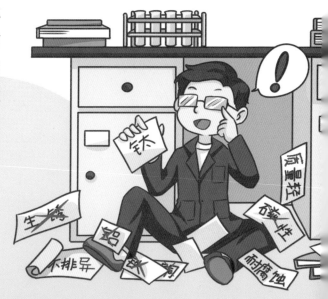

在颅骨以下，还有 3 层脑膜：硬脑膜、蛛网膜和软脑膜。

硬脑膜在拉丁语中意为"坚强妈妈"，它是一层致密的纤维，起着支撑的作用。硬脑膜较为坚韧，是 3 层脑膜中最厚的一层。

蛛网膜呈海绵状，是一层主要由胶原蛋白组成的"网"，它就像一层柔韧的泡沫状缓冲膜，被称为"蜘蛛妈妈"。蛛网膜就像蜘蛛网一样，既有弹性又不容易被扯破。

软脑膜柔软地贴敷在大脑表面，被称为"温柔妈妈"。它完美地覆盖在大脑的每个褶皱上，温柔地保护着大脑。

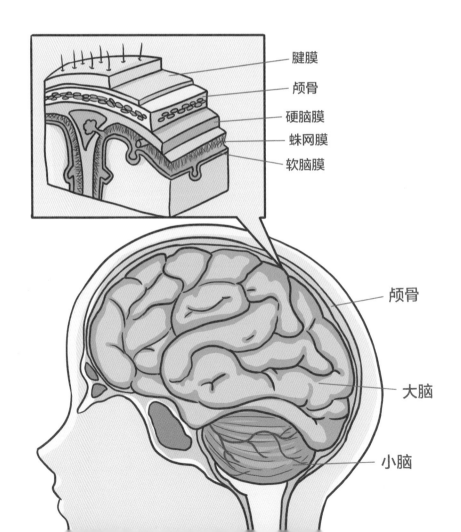

腱膜

颅骨

硬脑膜

蛛网膜

软脑膜

颅骨

大脑

小脑

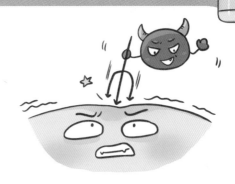

硬度是怎么评定的？

硬度就是固体对磨损和外力所能引起的形变的抵抗能力的大小。测定矿物硬度最常用的标准是莫氏硬度表，由德国矿物学家莫氏（Friedrich Mohs）制定。莫氏硬度表取十种常见的矿物，按由软到硬的次序排列，其他矿物可以依次和这些矿物比较，以决定其硬度。

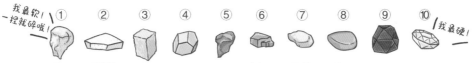

我最软！一捏就碎哦！ ① 滑石 ② 石膏 ③ 方解石 ④ 萤石 ⑤ 磷灰石 ⑥ 长石 ⑦ 石英 ⑧ 黄玉 ⑨ 刚玉 ⑩ 金刚石 我最硬！

在人体上，牙釉质最硬，莫氏硬度为 6—7，而铁的硬度为 4—5，还不及牙釉质。颅骨的莫氏硬度为 3—4，和贝壳差不多。一般指甲的硬度是 2—3，而皮肤的硬度是 1.5。

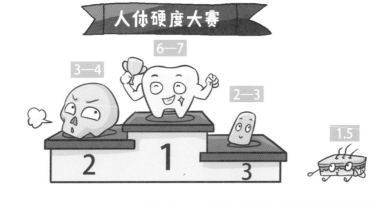

人体硬度大赛

3—4 6—7 2—3 1.5

2 大脑里有水吗？

"你的脑子进水了吗？"这句话常常用来形容别人犯糊涂。

事实上，每个人的脑子里都有很多水，如果没有水，别说犯糊涂了，连活下去都不可能。可以说，人脑就是泡在"水"里的，这个"水"就是脑脊液。人体有一个奇妙的机制，会把重要又娇嫩的东西保护在水里，比如胎儿被保护在羊水里。羊水可以在母亲运动时保护胎儿免受冲击，同时还起着交换胎儿代谢产物的作用，比如胎儿的尿液就是排在妈妈的羊水中的。

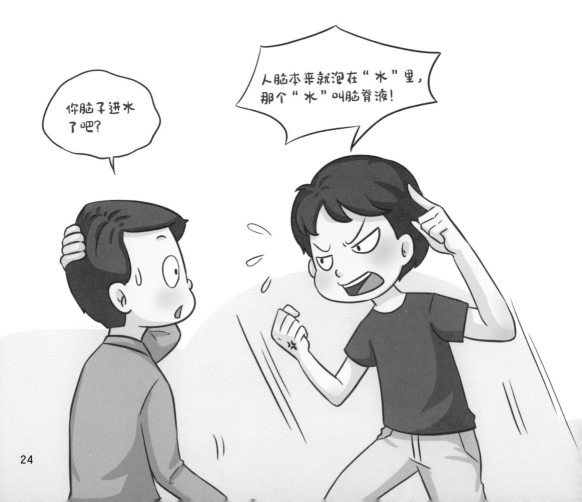

言归正传，人脑也是如此。既然大脑是人体中最高级的神经中枢，那一定要提供最好的保护——除了坚硬的颅骨做"外壳"，还需要脑脊液提供液态环境来防震。

大脑的质地很像豆腐，而颅骨内面高低不平，像一块搓衣板。如果没有脑脊液的保护，人体剧烈运动时，大脑就会像一块在搓衣板上摩擦的豆腐，这可非常危险。如果把大脑泡在"水"里就安全多了，有了这种液态的防震系统，大脑就更加安全了。

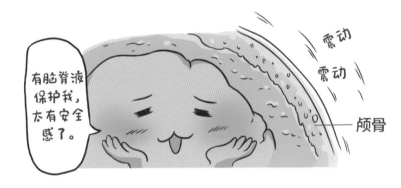

就像羊水可以带走胎儿的代谢产物一样，脑脊液也起到了物质交换的作用，可以把大脑高速运转过程中产生的代谢废物带走。

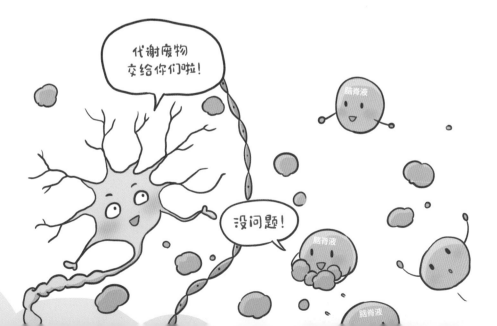

脑积水是什么？

为了维持大脑的代谢，需要保持大脑里的水——脑脊液是不断循环的，而不是一潭死水。

人的脑脊液总量大约150 mL，每天产生大约500 mL，回流入血液500 mL，一边"产水"一边"排水"，总量保持平衡。颅骨内的容积是固定的，如果出现脑出血或者得了脑炎、脑瘤等，就可能像下水道堵塞会产生积水一样，大脑里也会产生积水。大脑里的水一旦过多，就会出现明显的症状：成人会头疼、呕吐、神志不清；而婴儿的头部非常软，并且有弹性，颅腔里的积水不断增多，会让婴儿柔软的头骨被不断地撑大，使整个脑袋像一个装满水的水桶，如果不立即手术，孩子的大脑发育将会停止。

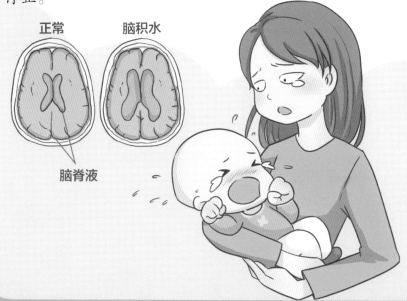

正常　　脑积水

脑脊液

脑积水的手术很奇特。医生会使用一根软管，把大脑里过多的脑脊液引流到人的腹腔里。人的腹腔对于液体的吸收能力很强，引入 500 mL 脑脊液算不了什么。手术须将软管埋在患者的皮肤和肌肉之间，从头部一直延伸到腹腔，患者必须终身携带这样的管子。

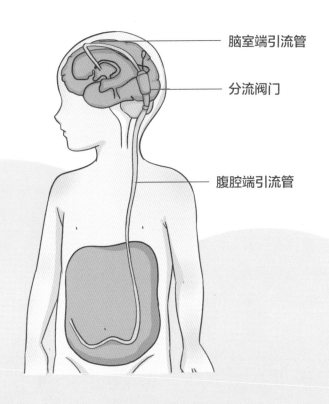

脑室端引流管

分流阀门

腹腔端引流管

3 使大脑免受毒素侵袭的"护城河"

除了坚硬的颅骨、颅内的脑脊液之外，大脑还有一道厉害的"护城河"。

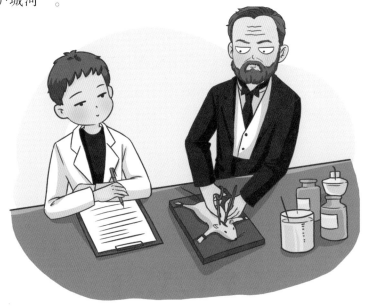

100 多前前，诺贝尔生理学或医学奖得主保罗·埃尔利希在研究如何用染料给不同的组织和器官染色时发现，注射染料后，一些动物全身的器官都被染上了颜色，唯独大脑是个例外。后来，他的一名学生直接将染料注射到动物大脑的脑脊液中，这一次，出现了截然相反的结果：脑组织被染上了色，但身体其他部分却没有被染色。

于是科学家推断，在中枢神经系统和身体的其他部位之间，存在某种神秘的屏障，阻止了物质的自由流通。它就像一个过滤器一样存在于大脑中，而这一大脑里的过滤器被称为血脑屏障。

虽然染料无法通过血脑屏障，但是葡萄糖这种营养物质却可以轻而易举地通过，给我们的大脑提供能量。于是科学家进行了一系列实验，发现水、葡萄糖、氨基酸、氧气、二氧化碳和某些麻醉药等都比较容易通过血脑屏障；而蔗糖、甘露醇、抗生素、化疗药物和许多化学离子的通透性很低，甚至根本不能通过血脑屏障。总的来说，血脑屏障会选择对有益于大脑的东西开放通路，而将与大脑无关的异物"拒之门外"，以保证脑组织免受细菌、病毒等致病微生物的侵害。

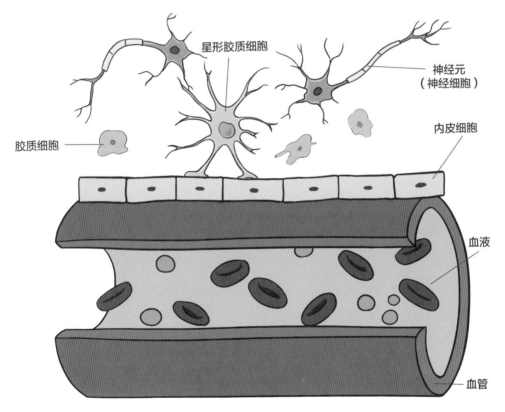

星形胶质细胞

神经元
（神经细胞）

胶质细胞

内皮细胞

血液

血管

血脑屏障

这道关卡实在是太重要了。细菌感染肺部，人就会咳嗽、咳痰；细菌感染肠道，人就会腹痛、腹泻。这些症状尚可忍受，一旦细菌感染大脑，常常会引起人昏迷，甚至会危及生命。即使没有直接感染细菌，只是被细菌产生的毒素入侵，娇嫩的大脑也可能无法承受。

大脑，作为人体的司令部，它的安全离不开血脑屏障这条"护城河"的保护。胎儿和新生儿的血脑屏障尚不健全，所以他们中枢神经系统被感染的概率较成人高。随着年龄的增长，这层屏障会越来越完善，人的大脑也会越来越安全。

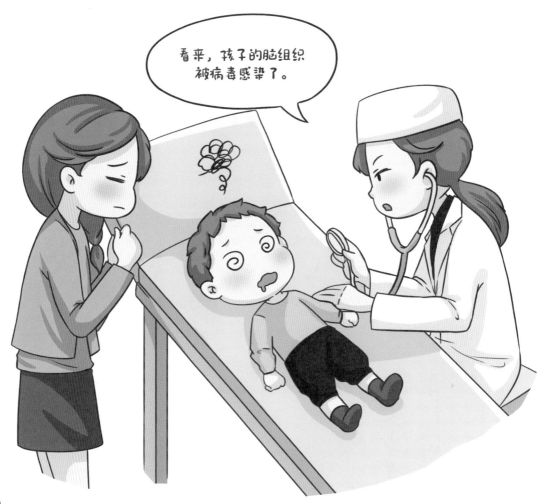

虽然血脑屏障阻挡了细菌和毒素等，但当大脑真正生病的时候，这道屏障又显得过于冷血无情，就连救命的药物，也会被拒之门外。目前许多科学研究都希望能找到让药物"听话地"进入大脑的方法。

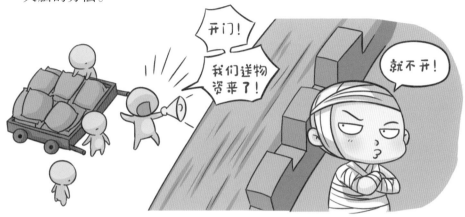

即使有三层保护，我们的大脑依然非常脆弱，一旦受伤，后果就很严重。因此，军人作战时要戴头盔，工人进入工地要戴头盔，骑车要戴头盔，打棒球也要戴好头盔……这都是为了保护好我们的大脑。

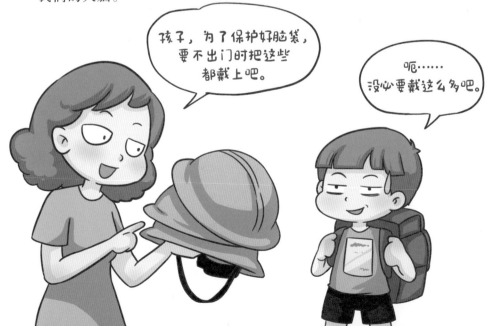

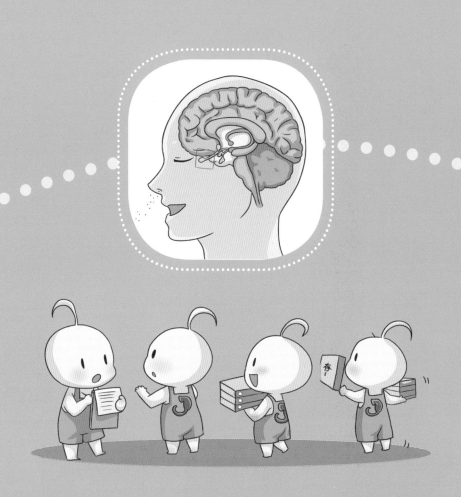

大脑是怎样
感知味道的?

1 嗅觉是最古老的感觉吗？

家里做饭的时候，你会不会闻到香味就流下口水？路过面包店的时候，你会不会被里面飘出来的香味吸引？当你的嗅觉特别灵敏的时候，有没有被人调侃过你的鼻子是"狗鼻子"呢？

你还别笑，好的嗅觉，是人最基本的生存能力之一。

人的大脑对外发出 12 对（共 24 根）神经，用于接收大脑外传递来的各种信息，也把大脑的指令传递给人体其他部位。这12 对神经的作用都完全不同。

可以通过这个小小的顺口溜把它们记住：一嗅二视三动眼，四滑五叉六外展，七面八听九舌咽，十迷十一副十二舌下全。你可能想不到，排在第一位的居然是嗅神经！也就是平常不太引人注意的嗅觉。

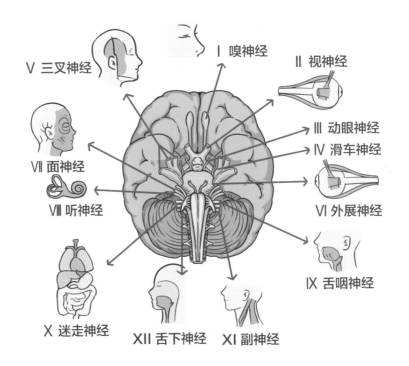

Ⅴ 三叉神经
Ⅰ 嗅神经
Ⅱ 视神经
Ⅲ 动眼神经
Ⅳ 滑车神经
Ⅶ 面神经
Ⅷ 听神经
Ⅵ 外展神经
Ⅸ 舌咽神经
Ⅹ 迷走神经
Ⅻ 舌下神经
Ⅺ 副神经

平时我们似乎感受不到嗅觉的存在，但嗅觉非常重要。嗅觉是人类最古老的感觉之一，一旦闻到难闻的味道，我们不需要经过大脑思考自然就会避开，但是一旦闻到香味，我们也会不由自主地靠近。

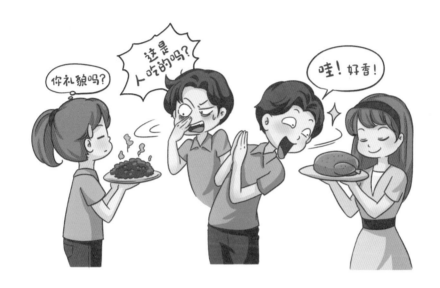

其实人体中有许多类似的感受器，比如我们脖子两侧的血管上有一个感受器叫作颈动脉体。它可以感受到体内二氧化碳的浓度，虽然它读不出浓度数值，但是一旦体内二氧化碳含量升高、氧含量下降，你就会不由自主地加速呼吸。所以，闻到美食的香味就流下口水，这可是人的本能。

很多大脑受到严重损伤的人，虽然看上去昏迷不醒，但是依然保留着嗅觉。他们闻到臭味会皱眉，吃到可口的饭菜能咀嚼、吞咽和消化等。

2 我们是怎么闻到味道的?

我们闻气味的本质,其实是感受空气中的分子,因而鼻腔黏膜必须接触到空气中弥散的气味分子,我们才能感知到气味。当你上厕所闻到臭味时,猜一下,什么东西进入你的鼻腔了?

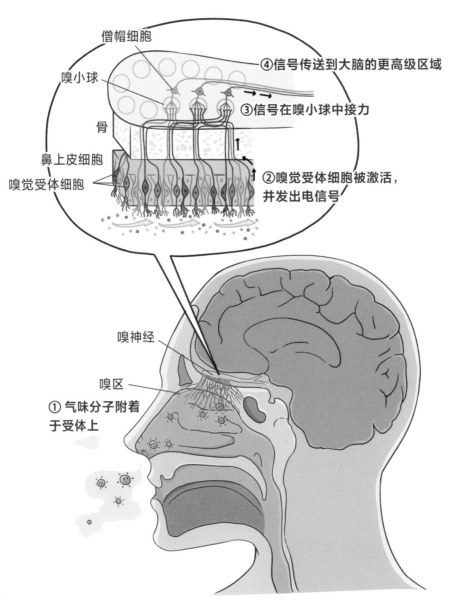

僧帽细胞

嗅小球

骨

鼻上皮细胞

嗅觉受体细胞

④信号传送到大脑的更高级区域

③信号在嗅小球中接力

②嗅觉受体细胞被激活,并发出电信号

嗅神经

嗅区

① 气味分子附着于受体上

由于分子在空气中扩散的速度快，所以嗅觉可以发现很多信息，这一点在狗的身上表现得尤为明显。狗的嗅觉细胞是上亿级别的，大约比人类高数十倍，而狗处理嗅觉信息的脑区占整个狗脑的 0.3% 以上，也远远高于人类。所以，狗辨别气味的能力比人类强几百万倍，并且狗能非常容易地记住味道。养狗的人都有这样的经历：不管你躲在家里的什么地方吃东西，你的狗狗都能立刻闻到。

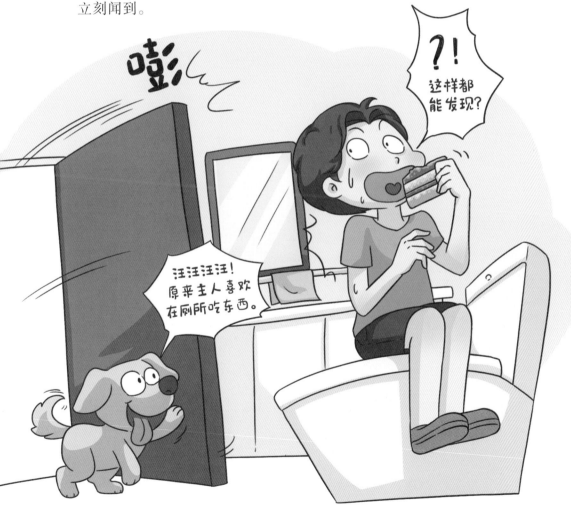

3 为什么大多数花是香的，屁是臭的？

不是什么味道人类都喜欢，有些味道就让人不舒服。这是为什么呢？

其实人类有两种嗅觉系统。

第一种是主嗅觉系统，也就是鼻腔中的嗅觉感受器。它会把信号传给大脑里的情绪感知区域——杏仁核。没错，这个区域长得有点儿像杏仁。杏仁核可以产生和识别与嗅觉有关的情绪。很多人思念家乡的同时也会想念家乡菜的香气，家乡菜传递的就是家的味道，这就是我们的情绪。

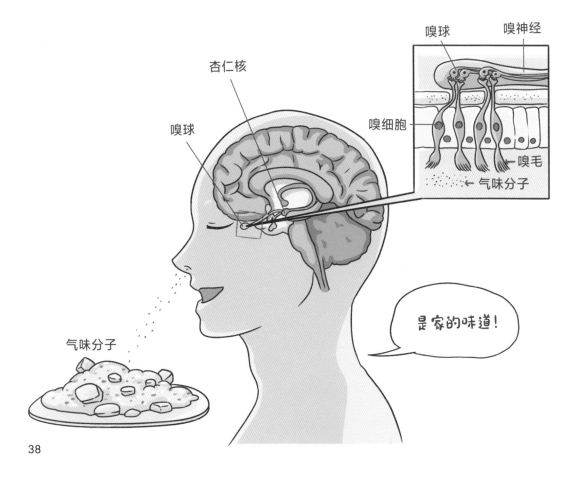

嗅球　　　　　　嗅神经

嗅细胞

嗅毛

气味分子

杏仁核

嗅球

气味分子

是家的味道！

因为嗅觉和情绪有关，所以排泄物、垃圾和腐败的食物，往往给人污秽不堪的感觉，而鲜花、美食则给人愉快的感觉。人类经过千百万年的进化，有毒、有害物质的味道已经写入了人类的基因。所以当你闻到臭味，不需要大脑想这是什么，你的眉头就会皱起来，情绪会变得不好，这已经成为反射，是不需要大脑"想"就能直接作出的反应。

人的第二种嗅觉系统是副嗅觉系统，也就是位于鼻腔前面的犁鼻器，它的作用是侦测空气中的信息素。不过跟其他哺乳动物不同，人类的犁鼻器是高度退化的，只在胎儿和新生儿中有这一结构。

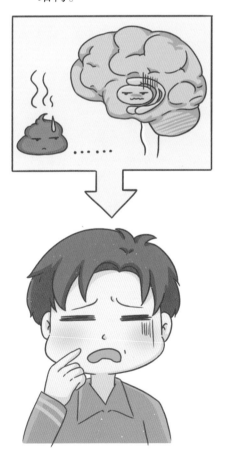
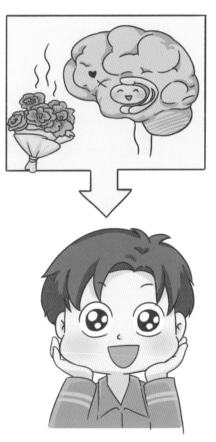

新生儿都喜欢妈妈身上那一种让自己特别舒服的味道，这种味道，其实就是信息素。几乎所有的动物都有信息素，这是一种看不见摸不着的通信功能。很多物种性成熟后，它们会释放性信息素吸引异性前来交配。以蜜蜂为例，它们会释放示踪信息素、告警信息素、聚集信息素、标志信息素等。它们不能发短信、打电话，最重要的远距离交流方式就是通过信息素传递信息。据此，人们也利用信息素诱捕剂来捕捉昆虫，这样植物和农作物上就不会有农药残留。这是一种非常健康环保的除虫方式。

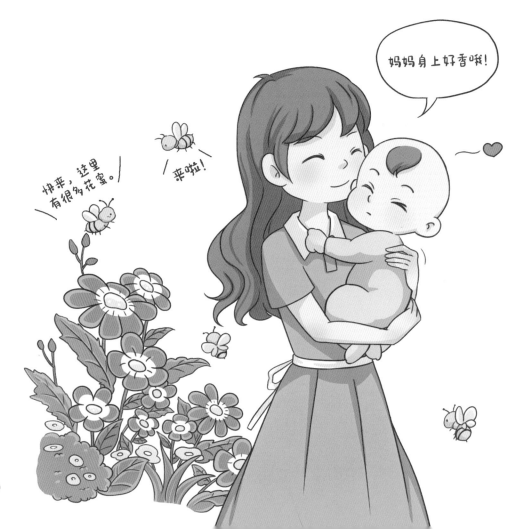

4 五味杂陈是哪些味道？

除了鼻子，还有一个器官可以给大脑传递味道的信息，那就是舌头。其实，对动物来说，"舌头"不一定要长在嘴巴里。比如果蝇，在最先接触食物的脚和翅膀上都有味觉感受器，这样它一接触食物就可以判断味道。水蛭则通过自己头部的化学感受器来判断动物皮肤表面的盐分和精氨酸，接触到这些物质它才会开始吸血。

那么，人类的舌头到底能感受到哪些味道呢？有个成语叫作五味杂陈，到底有哪五种味道呢？人类之所以能品尝出味道，是因为食物上不同的化学物质能激活舌头上的受体蛋白，然后味觉细胞产生电流，给大脑发送不同的信息，从而产生相应的味觉。

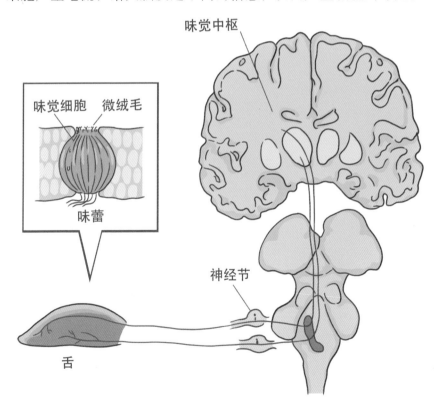

味觉中枢

味觉细胞　微绒毛

味蕾

神经节

舌

味道有很多种，但总的来说有酸、甜、苦、咸和鲜五种。

酸、甜、苦、咸大家都很熟悉，但是，还有一种味道很特别——鲜。鲜美，是对食物的最高赞誉。很多食物都很鲜美，比如鱼、贝类、肉、蘑菇等，以及芝士、虾酱、黄豆酱等。这些食物看上去没有什么共同点，那么鲜味是从何而来的呢？最初，科学家从海带汤中发现了鲜味，经过一系列研究得出结论：产生鲜味的物质是谷氨酸钠。之后，第一个生产谷氨酸钠的公司"味之素"在日本成立，味精（主要原料为谷氨酸钠）也逐渐成了厨房里常用的调味料。从味觉的产生机制上来看，鲜味也算是一种味道。

辣，难道不是味道吗？冷和热算不算味觉呢？

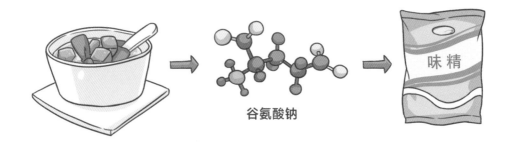

谷氨酸钠

辣味是辣椒素等物质刺激舌头和口腔令神经产生的一种灼热的感觉。所以，从神经科学的角度来说，辣应被归类为"痛觉"。同样，花椒的麻、薄荷的凉，也都是痛觉和温觉感受器所感受到的刺激而已。我们爱喝冰的汽水、热的鱼汤，是因为食物的温度会影响大脑对食物味道的感知。

除此之外，大部分孩子都不太喜欢吃蔬菜，特别是香菜、芹菜等气味特殊的蔬菜。而很多大人很喜欢吃，这是为什么呢？

原来，许多蔬菜中都含有少量苦味的生物碱，这是它们自我保护的法宝。因为动物大多不喜欢苦味，生物碱可以帮助植物在自然界生存下来。儿童对于苦味最为敏感，这可以帮助孩子避开一些可能有毒的食物。正常成年人的味蕾约为 10 000 个，孩子的味蕾比成年人多。但随着年龄的增长，人的味蕾会逐渐减少。所以，蔬菜中的苦味在大人口中并没有特别明显，而对于孩子来说就非常苦涩了。随着年龄的增长，人们会逐渐更喜欢吃一些刺激性强的食物，比如葱、姜、蒜等。所以，不吃大蒜的你，可能有一天会开始爱上这个味道哦。

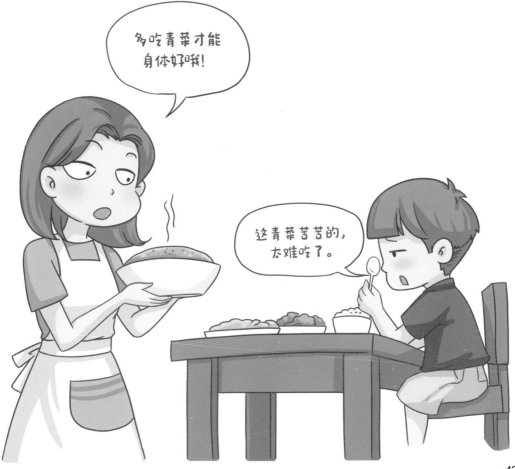

能够产生味觉的主要物质有哪些？

虽然舌的表面和边缘都分布着味蕾，但不同部位的味蕾对不同味道的敏感度是不同的。食物的味道与食物的分子结构有关，观察下面这幅图，与不同味道有关的物质都有哪些呢？

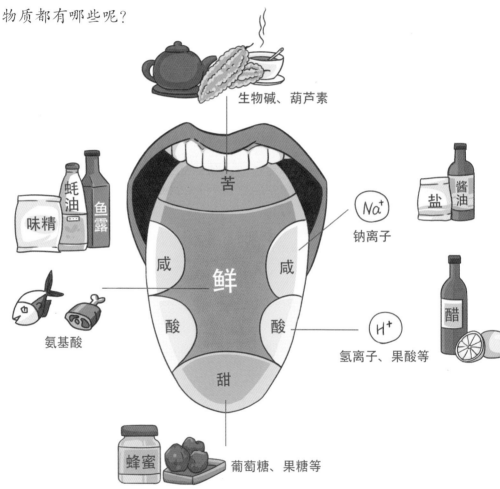

为什么感冒时闻不到味道？

　　我们在感冒期间经常出现闻不到味道的情况，这主要是由于鼻腔黏膜出现了明显的充血现象。水肿和炎症物质渗出的炎症反应（如流鼻涕），会使鼻腔黏膜的嗅觉细胞与外界出现隔离，这样就会导致嗅觉失灵。

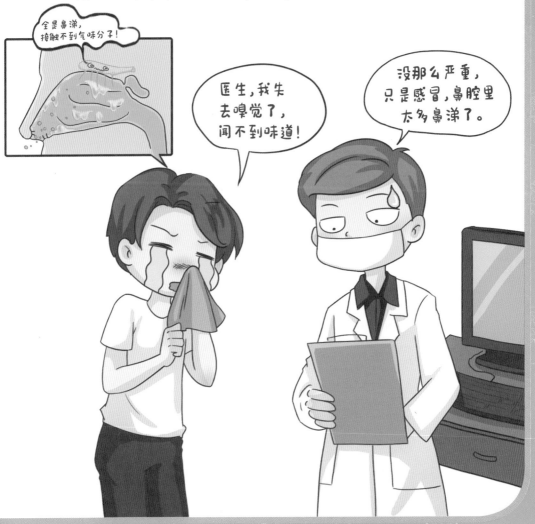

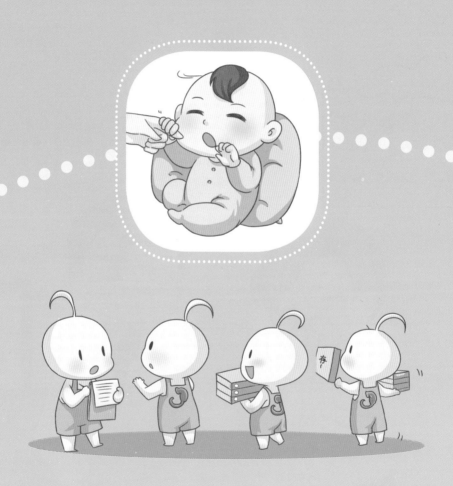

四

触觉是
如何产生的?

1 嘴巴和双手是如何感知世界的？

如果你把手指放在婴儿的手里，他们会立刻抓住；当他们饿了，头就会左右转动，寻找母亲的乳头。对于外界事物，依靠触觉感知，是人类生存的基本能力之一。世界上几乎所有种族的人都会把握手或者牵手作为表达感情的方式，有的民族还会以亲吻脸颊和额头来表达问候和祝福。为什么会这样？

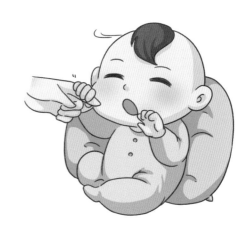

这是因为手和嘴巴是我们感知这个世界最重要的器官。下图是大脑控制运动和感觉区域的示意图，请注意，左边是感觉，右侧是运动。我们来看左边的感觉区域，占据面积越大的部位，感觉也就越丰富。我们可以看到面部器官占据的面积很大，其中最敏感的就是嘴唇部分和舌头部分，而额头和下巴的感觉就不敏感。其次就是人的双手，你看，手指部分也占据非常大的面积。另外，我们的双脚的感觉虽然比不上双手，但是感觉也比较丰富。

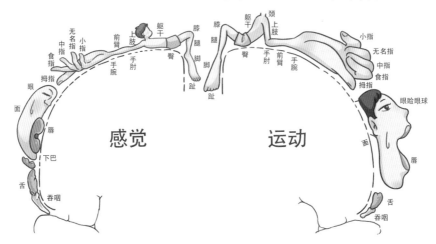

嘴唇和舌头为什么这么敏感呢？这也是进化而来的。比如吃鱼的时候，哪怕很小的刺，舌头都可以分辨得出来，并可以灵活地把鱼刺剔除、吐出来。不小心吞下鱼刺不仅会划伤喉咙，严重时甚至会危及生命，有一个灵敏的舌头就能尽量避免类似的伤害。人类不管吃什么东西，都必须经过最好的感觉"卫士"嘴唇和舌头的层层把关，而不是像某些动物一样把食物整个儿吞下去。

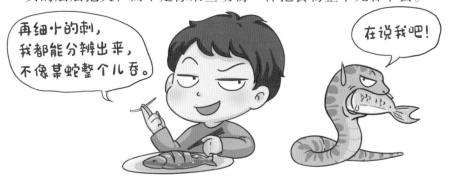

再细小的刺，我都能分辨出来，不像某蛇整个儿吞。

在说我吧！

远古时期，自然中有无数种野果、野菜和动物，对于人类来说，哪一种能吃，哪一种不能吃，哪一种食物能带来更多的能量呢？依靠敏感的嘴唇和舌头，人类能分辨各种食物，并且牢牢记住它们的特点。比如具有甜味的东西一般含有我们赖以生存的糖分，所以几乎没有不爱吃甜食的孩子。

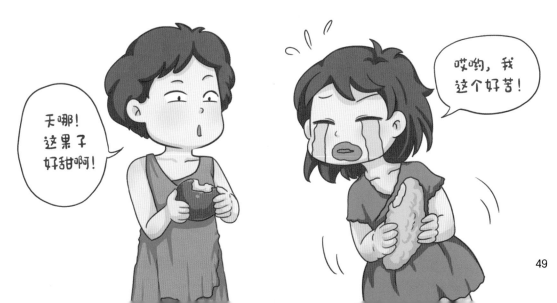

天哪！这果子好甜啊！

哎哟，我这个好苦！

虽然舌头和嘴唇的触觉很厉害，但是人类总不能像狗一样，看到什么都去舔一舔吧。人类的触觉感知，更多时候是靠手。手指指腹的触觉感受器甚至比舌头和嘴唇的还要多。当神经细胞感受到触摸带来的压迫时，就会马上发出一个微小的电流信号，电流信号会随神经纤维到达大脑，这样我们就能感觉到这次的触摸，大脑可以马上分辨出触摸的程度以及信号的位置。特别是盲人，他们的触觉非常灵敏,通过摸一摸突出的符号(盲文)就可以读书。

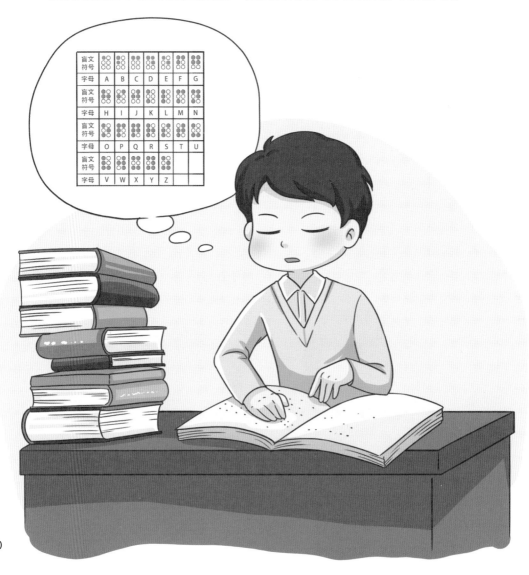

2 皮肤的感觉到底有几种?

大脑到底可以分辨多少种皮肤的感觉呢?目前学界认为,大脑可以分辨十几种截然不同的感觉,如酸、麻、胀、痛、冷、热、凉、温,归纳起来主要是痛觉、温度觉、触觉和压觉,这些感觉大家都体会过吗?

轻微的痛觉会给人造成痒的感觉,比如被蚊虫叮咬后产生的包;温度觉可以感受到冰、凉、温、热,你可以试着感受一杯水的温度变化过程。广义的触觉其实分为触觉和压觉,不同强度的机械刺激给我们带来的感觉完全不同。皮肤接触微弱的机械刺激产生的感觉称为触觉,比如触摸玻璃感觉到光滑,抚摸哈密瓜表面感觉到粗糙。而较强的机械刺激,会让我们的组织变形,所引起的感觉称为压觉,比如坐在椅子上,你会感觉到屁股下面压了个东西。

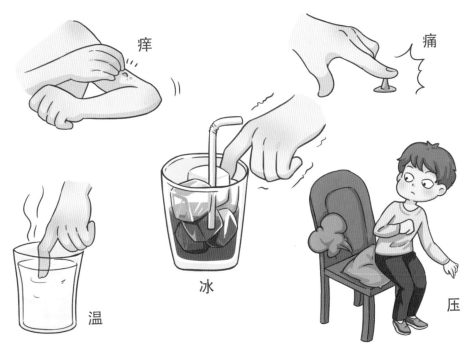

痒

痛

温

冰

压

人对触觉比较敏感，但适应较快。比如戴上手套的时候，你会立刻感觉到手套的质感，是毛线的，还是橡胶的，又或是皮质的。但是戴上之后，你的大脑会立刻适应，并且忽视这种触觉，甚至干活的时候，完全不记得自己戴了手套。人对压的感觉也能适应，最常见的就是你坐椅子的时候，你会立刻感觉到椅子的质地是软还是硬。没过几秒，你的大脑会完全忽略这种感觉。再比如你端起水杯的时候，几秒之后大脑就会忽略水杯的触感，但仅仅是忽略了触感，并不会当杯子不存在，你可以拿着杯子不松手，杯子不会掉到地上，不会歪斜，里面的水也不会洒。

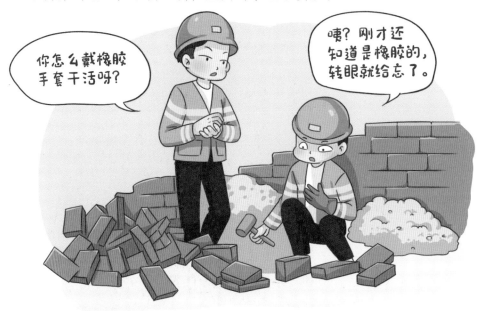

　　这是因为我们神奇的大脑忽略了一些暂时没有用的感觉，保留了需要的感觉。可不要小看这个机制，否则当你戴着手表、手套、帽子，穿着衣服，背着书包时，这些触觉信息同一时间涌入你的大脑，有可能会让大脑"死机"。

如果我们端起的是一个装满热水的杯子，皮肤会先感受到刺激，并把这个信息告诉大脑，大脑就会告诉身体：赶紧松手。这就是一次大脑反应的过程。其实经过千百万年的演化，这个过程已经不需要经过大脑了，碰到烫的物体直接撒手，这就是一种简单反射（非条件反射）。

但是，如果我们正端着茶杯，不能撒手，必须要忍着烫把茶杯安全地转移到桌上才能撒手，就需要靠大脑的控制作用。消防队员在温度极高的房屋里救人，也是受大脑的控制，靠意志战胜人体的简单反射。

医学小课堂

试试你的反射吧！

你需要先坐在椅子上，让小腿完全松弛下垂与大腿成直角。然后，用叩诊锤叩击膝盖下方的韧带，正常情况下你会做出小腿前伸类似"踢"的动作，这就是膝跳反射。要注意，检查膝跳反射的时候一定要放松，如果你有意控制，膝跳反射是无法表现出来的哦！

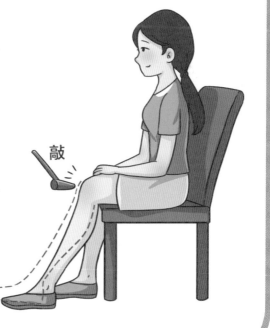

敲

3 疼痛为什么很重要？

还有一种大家都不喜欢的感觉——痛觉。有一些疾病，虽然不致死，但是会非常痛，比如会产生非常剧烈的疼痛的疾病——三叉神经痛。

这种病之所以令人疼痛难忍，是由于大脑中的血管挤压到了三叉神经，导致痛觉信号不停地传递给大脑，患者甚至连刷牙和大声说话都不敢，因为稍微一牵扯神经就可能引发痛不欲生的感觉。虽然这种疼痛不会夺走患者的生命，但是许多患者因为疼痛无法工作，甚至出现了抑郁的症状。

不过好消息是，这种疾病现在可以通过微创手术的方式治愈了。

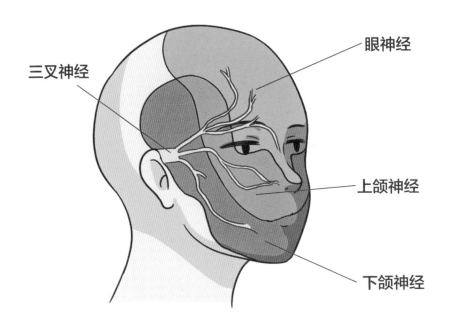

除此之外还有许多疾病会带来严重的疼痛，比如肾结石、痛风、偏头痛等。没有人喜欢疼痛这种感觉，但是疼痛却非常重要，因为没有疼痛的话，我们的生活会更加艰难。

美国明尼苏达州有一个叫戈比·金拉斯的女孩，她就是一个患有无痛症的"不怕痛"的人。从她出生以来，不管是接受打针，还是摔跤磕掉了牙齿，她都没有哭过一声。在金拉斯4个月大开始长牙的时候，她和其他孩子一样喜欢啃手指。她的啃手指和别人不同，因为没有痛觉，她会不知不觉地把手指咬到血肉模糊，甚至见到骨头。这是一种先天性的基因疾病，目前没有有效的治疗方法，只能尽量保证患者不要受伤。但是很遗憾，这非常难做到，就连睡觉翻身压到自己的手，被抽屉夹到手指，甚至皮肤被刺穿出血，患者都不会有任何感觉。

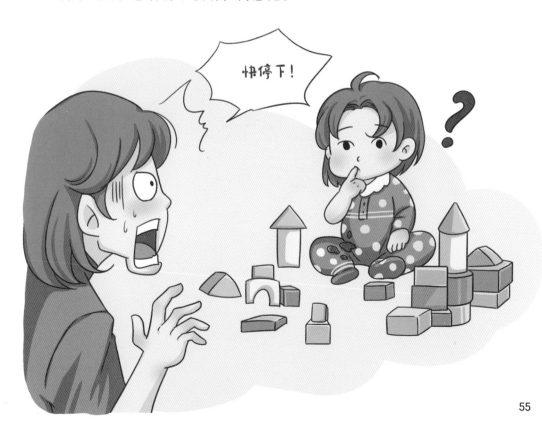

有人说患上癌症很痛，其实很多癌症早期是不疼的。不疼，也是癌症难以尽早发现的重要原因之一。比如：当脑胶质瘤患者出现头痛的时候，肿瘤一般已经很大了，因挤压到脑膜，这才使患者感到剧烈的疼痛；肿瘤在肝脏内生长的时候，患者通常也毫无知觉，只有当肿瘤长到很大，牵扯到肝脏表面的包膜之后，患者才会感到疼痛。如果在疾病早期就可以产生疼痛，我们就可以更早发现它，并且有足够的时间去治疗。所以，疼痛是一种身体的自我保护机制，可以向我们发出身体遇到了外来伤害或者自身出现了问题的信号。

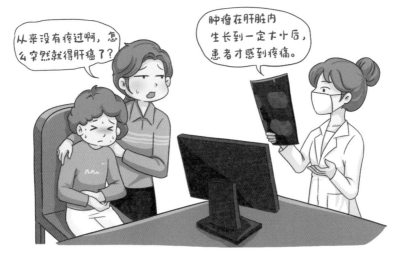

　　与此同时，有些疼痛是人类想要着力避免的，因此人类发明了许多麻醉药和止痛药来减轻疼痛。有了麻醉药，外科手术才能安全地进行下去，否则患者手术还没做完先被“疼死”了！

　　而人类也在不断研究控制疼痛的药物和方法，比如把麻醉药物注射到脊柱的椎管里，就可以极大程度地减少产妇生产时的疼痛，也就是大家经常听到的无痛分娩。那么包括疼痛在内的感觉又是怎么传递到大脑的呢？我们能不能阻止这种传递呢？

4 感觉是如何传递的？

1780 年，意大利医学家路易吉·伽尔瓦尼在解剖青蛙时，意外发现当青蛙腿的神经和肌肉分别接触两种金属时，青蛙腿会发生抽动。他又用电流刺激蛙腿，发现蛙腿也会抽动，这一现象引起了伽尔瓦尼的极大兴趣。之后，他以严谨的科学态度，选择不同的实验条件进行了多次实验。

伽尔瓦尼用铜丝与蛙腿神经连接后挂在铁栏杆上，他发现无论晴天还是雷雨天，青蛙腿部都会发生抽动，那么在密闭环境中会怎么样呢？

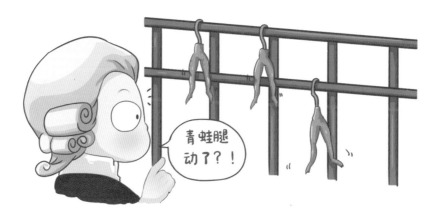

接下来，伽尔瓦尼又在实验室做了一个实验：他把青蛙腿部神经的一端连接上铜丝放置在铁板上，青蛙腿也会发生抽搐。是青蛙的神经通电了，还是两个金属之间有电流呢？最终两种观点都得到了证实！

伽尔瓦尼发现神经信息是通过电流传递的，这就是生物电。而他的朋友——意大利物理学家亚历山德罗·伏特也因为这个研究，发明了直流电池。亚历山德罗·伏特的姓氏后来也被用于命名电压的单位——伏特（V）。

神经信息传递需要通过神经元。神经元(也叫神经细胞)的外围像棵树，有许多像树枝一样突出来的东西，这些"树枝"叫作树突，由神经元延伸出去较长的一端叫作轴突。轴突和树突，就是电信号传递的通道。在轴突的外面，还包裹着一层髓鞘，就像电线外面包裹的绝缘皮一样。

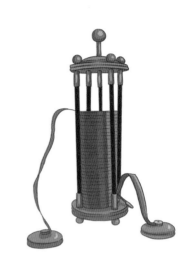

世界上第一个电池——伏打电池

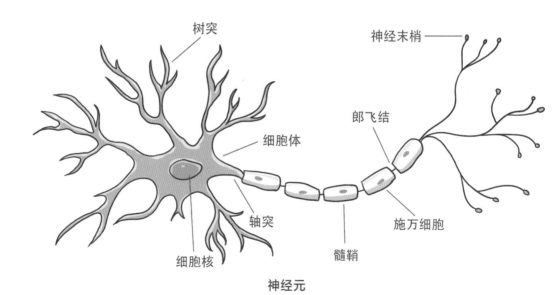

树突

神经末梢

郎飞结

细胞体

轴突

施万细胞

细胞核

髓鞘

神经元

树突（或细胞体）接收到了其他细胞的信息，会把信息传送到细胞体，细胞体对这些信息进行整合处理后，通过轴突与其他神经元的树突（或细胞体）对接，把信息传递下去。

我们的神经信号在体内传播的速度非常快，大约为 100 米 / 秒，和高铁的最高运行时速差不多。即便是身高 2 米的人，神经信号从头传到脚也几乎是在瞬间完成的。但是，如果这个传递信号的"道路"受到损伤，就会出现运动障碍。脊髓是神经信号传递的"高速公路"，任何一段道路出现问题，都会导致下方的信号传递不上来，人就会失去感觉；而上方的信号传递不下去，人就会无法运动，这就是瘫痪。

外科手术中的椎管内麻醉（俗称半身麻醉），就是用麻醉药物阻止脊髓的信号传递。这样患者做外科手术的时候既能保持清醒，又感觉不到疼痛。 不用害怕，在停用麻醉药之后，我们的感觉会慢慢地恢复。但如果是因为疾病导致的瘫痪，有些患者可能就恢复不了了。

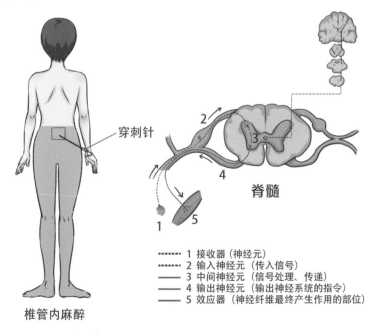

穿刺针

脊髓

- - - - - 1 接收器（神经元）
- - - - - 2 输入神经元（传入信号）
———— 3 中间神经元（信号处理、传递）
———— 4 输出神经元（输出神经系统的指令）
———— 5 效应器（神经纤维最终产生作用的部位）

椎管内麻醉

什么是中风？

在电视里，我们会看到有些老人脑中风后瘫痪在床，但是他们的手脚看起来并没有受伤，这是什么原因呢？中风是脑卒中的俗称，简单来说，就是控制运动的大脑区域受损了。

第一章我们说到，大脑里有错综复杂的血管，每天有大量的血液输送进脑组织。血脂高的人，脂肪会在血管里"安营扎寨"，脑血管就会变得狭窄，造成血管阻塞。如果脑血管被完全堵塞了，大脑无法收到供血，就会出现脑组织坏死；如果血压太高，脑血管被冲破了，那就是脑出血。这些情况都非常危险！

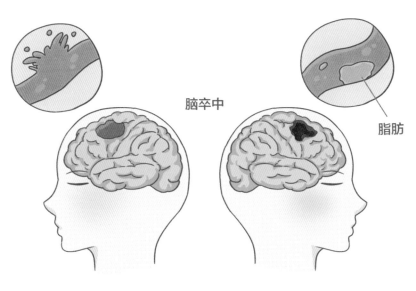

脑卒中

脂肪

脑血管破裂　　　　脑血管阻塞

脑出血的位置不同，会导致不同的大脑功能受到影响。由于左脑控制右侧肢体，右脑控制左侧肢体，所以如果左侧大脑出血，可能会出现右侧肢体瘫痪的情况。反之亦然。

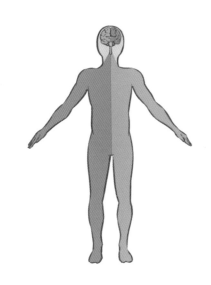

我们日常生活中想要避免中风，需要做的其实很简单：戒烟、戒酒、控糖、控制体重，三高（高血脂、高血压、高血糖）人群要定期去医院检查。家中的亲人如果有这类身体状况，要提醒他们注意哦！

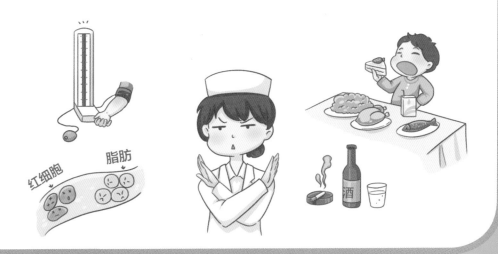

红细胞　脂肪

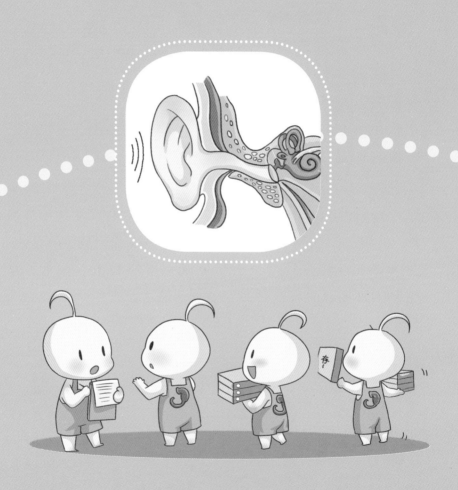

五

能听见才会
说话吗？

1 我们靠什么听声音?

每天早上,听见闹钟的铃声我们就会醒来。为什么我们会被听觉唤醒呢?这是因为听觉是大脑里唯一一个在你睡着时依然在认真"值班"的感觉。在我们睡着的时候,与气味、光线相比,我们对声音更加敏感。

听觉的这种功能在人类社会的早期非常重要,因为自然界中充满了危险。人类在睡觉的时候,依然保持听觉的敏锐,才可以捕捉到外界的风吹草动,及时躲过天敌的攻击。听觉信息传递给大脑后,原始人要第一时间判断是否有危险。

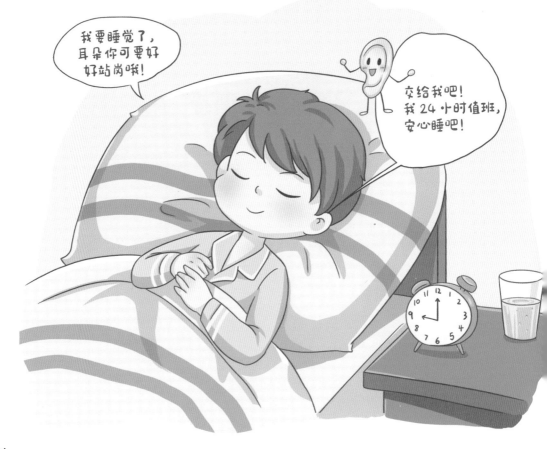

大家都知道听力主要来源于耳朵，那么耳朵真正听到的是什么呢？其实声音的本质是发声物体的振动，耳朵听到的其实是空气的振动。拍手、打鼓、敲门，其实本质都是物体的振动，而说话、唱歌、大叫其实也都是声带振动引起的空气振动。

耳朵里的鼓膜（椭圆形、淡粉色、半透明的薄膜）先接收到这种振动。

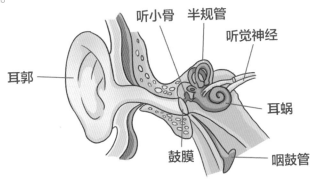

之后，人类耳朵中的毛细胞再把这种振动转变为神经信号，信号传递到大脑皮质的听觉中枢，就产生了听觉。

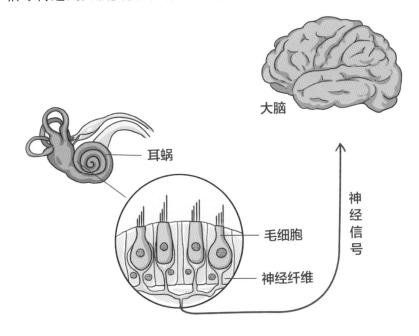

自然界中的声音有很多种，人的声音也千差万别，但我们却能够通过耳朵，很快分辨出是谁在说话。这是为什么呢？

原来，大脑针对每一种声音的音响、音调和音色这三种不同的特性，可以形成不同的感知。

音响，就是声音的大小，一般用分贝表示。比如说话的声音一般是 30—40 分贝，一般超过 70 分贝我们就会感到很吵了。

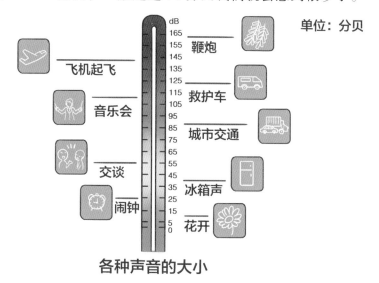

各种声音的大小

音调，是指声音的高低。钢琴键的音调就是从左至右逐渐升高的。不同的音调可以给大脑带来不同的感受，低沉的声音可以带给我们稳重的感觉，而高音会给人以高亢的感觉。音调太高或太低，我们都听不见，因为人类一般可听到的声音频率范围为 20—20 000 赫兹，所以，习惯上把这一范围叫作声频。20 000 赫兹以上的声音频率叫超声波，20 赫兹以下的叫次声波。

音色，指的是声音的特色，每个人的音色都不一样。所以我们仅凭听觉，就可以区分妈妈、爸爸、老师或是同学的声音。

2 如何判断声音传来的方向？

往平静的池塘扔一个石子，鱼儿就会四散而逃。人也是如此，听到一声巨响，一般会往相反的方向逃跑。声音给我们提供了一个非常重要的信息——位置。

为什么一听到声音，我们就知道是从哪里传来的呢？因为我们有两只耳朵。人类成对的器官都是有作用的，比如两只眼睛可以让视觉更有立体感，而两只耳朵可以帮助我们判断声音的位置。

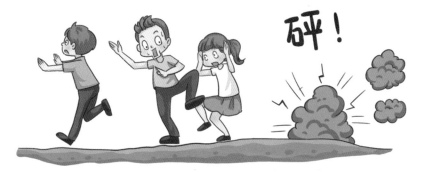

人类的两只耳朵之间一般有 15—20 厘米的距离，因此，声波传导到两只耳朵的时间有毫秒级的差别。与此同时，离声源较近的耳朵感受到的振动的强度也会大一些。凭借这毫秒级的时间差和细微的强度差，精妙的大脑就能对声源的位置做出准确的判断。

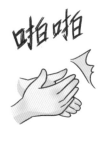

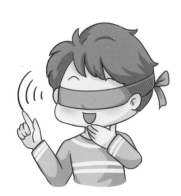

在右前方！因为右耳先听到声音，且右耳听到的声音比左耳大。

许多动物视力很差，但能靠听声辨位。它们可以发出声波，通过声波的反射判断位置。蝙蝠和海豚是有名的回声定位高手，它们发出的超声波它们自己可以听到，而人类听不到。

除此之外，若声源的位置与我们双耳的距离一样，比如在我们的头顶，我们也可以判断出声源的位置。这是因为我们有大大的耳郭。不只人类如此，兔子、狗、大象等动物的耳郭更大。你有没有好奇，我们为什么会有这么大的耳郭，为什么耳郭里充满了横七竖八的褶皱？这是因为这些看似杂乱的褶皱能对不同位置的声波产生反射，让我们更加精确地判断位置。你现在就可以试一下，用手改变耳郭的形状，再让别人在高处发出声音。看看自己的判断，会不会出现细微的区别。

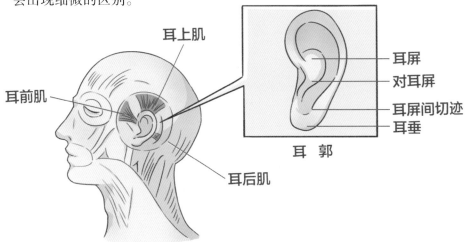

耳上肌

耳前肌

耳后肌

耳屏
对耳屏
耳屏间切迹
耳垂

耳　郭

为了听得更准确，很多动物都可以改变耳郭的方向，人类其实也有3块动耳肌，但是经过长期进化，人类已经不需要那么准确的听力了，所以现在人类那3块动耳肌几乎退化了，只有少数人可以轻微活动他们的耳朵。

什么是耳鸣？

　　耳鸣是指在没有外部声源的情况下，患者却能听到嗡嗡声或嘶鸣声的现象。有的患者间歇性发作，有的患者持续性发作。不同的患者可能会听到不同的声音，有的是火车的隆隆声，有的是风的呼呼声，有的咚咚响，有的像蝉鸣……患者听到的声音类型取决于患者耳鸣的原因。

　　耳鸣本身可以是一种病，也可以是其他疾病的表现形式。

　　长期身处噪声环境的人，听觉系统容易受到损害，他们的听力可能会损失，比如建筑工地的工人，或者听音乐时耳机音量总是开得很大的人。在听力损失的情况下，大脑就无法识别某些特定频率的声音，而耳鸣可能是大脑填补这种缺失的一种方法。

　　耳道堵塞，比如耳垢过多、中耳积液等，也会导致耳鸣。在潜水、跳水等情况下，由于水压的剧烈变化引起的急性气压伤，也可能损害中耳和内耳，引起耳鸣。

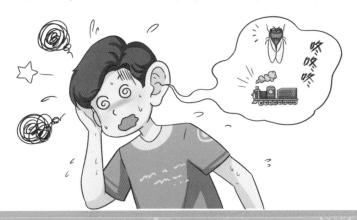

3 听觉和语言有关吗？

原本听觉和语言这两个系统是各自独立的。聋的人不一定哑，哑的人也不一定聋。但是语言的目的是交流，只有能听见，才能会说。虽然一些老年人听力下降得很厉害，带着助听器都听不清声音，但是，他们说话却不成问题。即便是后天完全丧失了听力的人，只要语言中枢正常，也可以正常说话。

但是，先天的聋哑人，大部分仅仅是耳聋，他们的语言器官与语言中枢一般是完好的，却很难学会说话。由于他们从来没有听到过声音，因此他们无法从各种声音中，获取语言所需要的声音，并且用声带把这些音发出来。目前，对于一些有听力障碍的孩子，可以通过手术放入人工耳蜗的方式进行治疗。

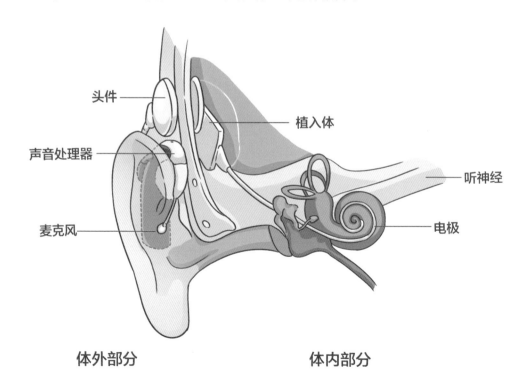

头件 —— 植入体

声音处理器 —— 听神经

麦克风 —— 电极

体外部分　　　　　　体内部分

除了佩戴人工耳蜗改善听力之外，听力障碍者要想学会说话，还需要进行大量的语言训练，如：模仿他人说话时的口型；触摸喉部，感受说话时声带的振动；等等。通过不断学习，他们是能够学会说话的。

医学上还有两种特别的患者同样无法说出自己想说的话：一种患者可以说话，但是说出来的词大多没有意义，常常答非所问；另一种患者能听懂别人说的话，嘴巴也可以发出声音，但是无法说出完整的句子。第一种患者的症状可以概括为"说得出听不懂"，第二种则是"听得懂说不出"。

关于这两种患者的研究，是 20 世纪脑科学研究的重大突破。

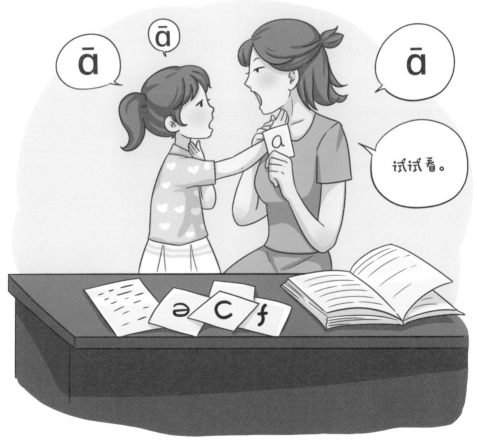

20 世纪初，德国神经科学家科比尼安·布罗德曼（1868—1918）根据大脑皮质细胞的结构和组织，将人类大脑皮质划分为52 个区域。每一个区域都有自己的功能，且不同脑区出现问题会有不同的表现。此前，人们已经对负责语言功能的脑区有了一定的发现。

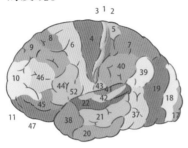

大脑半球外侧面的布罗德曼分区（左脑）

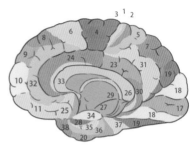

大脑半球内侧面的布罗德曼分区（右脑）

1861 年，法国外科医生、神经病理学家皮埃尔·保尔·布罗卡接诊了一名 51 岁的男性患者。这名患者没有其他病征，只是不能说话。布罗卡细心地为他检查了 5 天，发现这名患者很聪明，可以借助符号交流，也听得懂医生说的话，而且这名患者的声带、喉咙都是完好的，就是不能说话。这个情况引起了布罗卡的高度关注。后来这名患者因为一种大脑疾病死亡，在他死亡的当天，布罗卡解剖了他的大脑，发现他左脑中的一个区域（即 44、45 区）受损。于是，他推测这个区域或许和人的语言功能有关。随后，布罗卡在《法国人类学学会公报》中发表了他的发现。在此之后，布罗卡又在有相同症状的患者的大脑解剖中陆续发现了这个区域的损伤，而这些患者有一个共同的表现：虽然能理解语言，但是说不出话。此后这一大脑区域就被人们称为布罗卡区。

1874 年，德国医生、神经病理学家卡尔·威尔尼克又有了新发现：左脑中的另一个区域（即 39、40 区）受损的人虽然可以说出话，但是不仅别人听不懂，连他自己也不知道是什么意思。这块区域后来被命名为威尔尼克区。

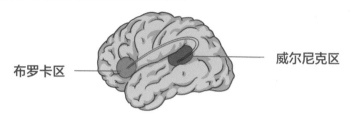

布罗卡区　　　　　　　　　　　　　　　　　威尔尼克区

从此人们才知道，说话的功能被分为两个部分，第一个是想到要说什么话，第二个是把话说出来。比如 39、40 区负责想要说的话，如果受损，患者说出的话就无法表达自己的意思。而 44、45 区负责把话说出来，如果这个区域受损，患者虽然知道自己想说什么，但是说不出来。

不仅如此，人类大脑中还有专门负责写字的"书写区域"，这一区域如果受损，患者就会出现能看懂字、能说话，也听得懂，就是写不出来的情况；如果大脑中的"阅读区域"受损，患者就会突然不认识字了。

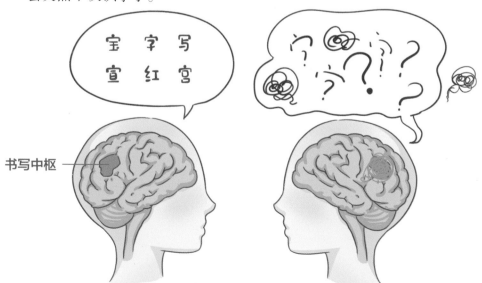

书写中枢

神经科学的发展，很大程度上来源于医生对患者的观察。每一种异常现象的背后，都可能会隐藏着非常神奇的大脑功能。

　　想要说话和听话，靠耳朵和声带远远不够，大脑里还有许许多多的影响因素。除了前文说到的脑区，目前的研究发现，整个脑组织中隐藏的纤维束也至关重要，人类对听觉和语言功能的探索远远没有结束。

　　听觉看似简单，但是体现出的人类特有的语言能力，却是高级智慧生物的必备元素。由此可见，语言是高于听觉的一项功能，也是人类区别于其他动物的重要标准之一。学会语言，不仅要听得见，还要听得懂；不仅要听得懂，还要能表达；甚至还要能写、能读、能命名等，才能构成完整的语言能力。

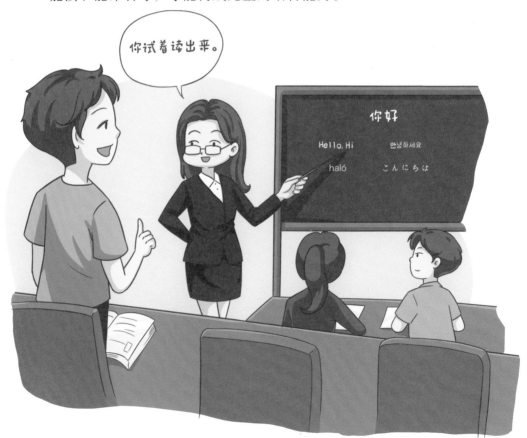

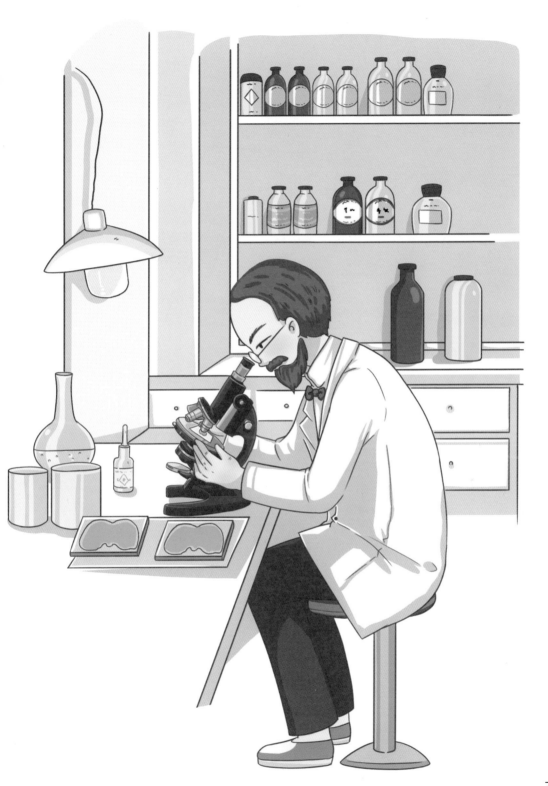

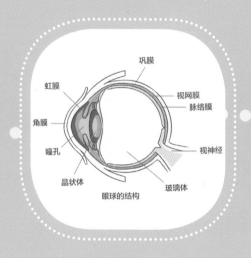

巩膜

虹膜

视网膜

角膜

脉络膜

瞳孔

视神经

晶状体

玻璃体

眼球的结构

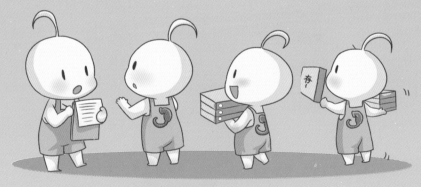

存

六

美丽的世界
从哪里来？

1 我们是怎么看到物体的？

对于现代人来说，超过 80% 的信息都是通过视觉获取的。视觉有两大优势：第一，感知距离远；第二，传递速度快。远到什么程度呢？太阳和我们的距离有 1 亿多千米，但是每天的日升日落，仍被我们尽收眼底。能快到什么程度呢？远处飞鸟的动作，几乎瞬间就能传递到我们的大脑里，没有任何延迟。

但在夜晚光线弱的情况下，我们的视线就变差了。这也说明眼睛视物需要光线。不只晚上光线太弱我们会看不见，白天光太刺眼的话，我们也看不清。所以想要视物，首先要控制合适的光量进入眼睛。

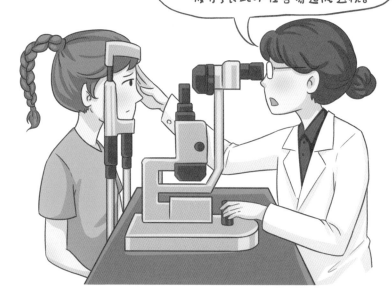

在光线过强或过弱的地方看书，对视力都会造成不利的影响。长时间在强光下看书，瞳孔会持续缩小，容易引起视疲劳、头晕目眩等。

在光线过弱的地方看书，瞳孔会放大，好让更多的光线进入眼睛。此时为了看清书上的文字，我们会尽量凑近书本，这也会引起视疲劳，长此以往容易造成近视。

控制光进入眼睛的地方叫作瞳孔，是人眼睛内虹膜中间的小圆孔。它在亮处会缩小，以减少光的进入；在暗处会放大，让更多的光进入眼睛。

　　将光源靠近一侧瞳孔时，可观察到该侧瞳孔受到光线刺激时立即缩小，移开光源可观察到瞳孔立即复原，这叫作直接对光反射。如果你用手放于两眼之间挡住一侧光线，会发现另一侧未受到光线照射的瞳孔也会同时缩小，移开光线瞳孔立即复原，这就叫间接对光反射。医生在抢救患者时常常观察患者的瞳孔，这是因为昏迷的患者，会随着意识丧失程度的加重，瞳孔逐渐放大，完全放大就是生命即将终结的标志。

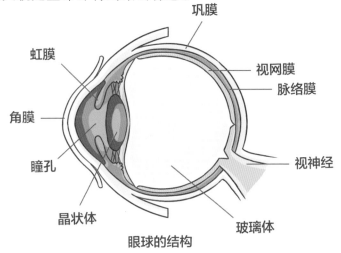

眼球的结构

　　位于视网膜的视细胞受到光线刺激后，会产生神经信号。视觉信息需要通过视神经、视交叉、视束、外侧膝状体传导，最后由靠近后脑勺的视觉皮质"读取"出来。在这条不短的视觉通路上，不同的地方受阻，就会有不同的症状。医生根据患者的视力检查情况，就可以知道到底在哪里出现了问题。

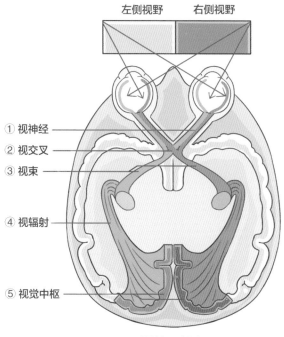

左侧视野　　　右侧视野

① 视神经
② 视交叉
③ 视束

④ 视辐射

⑤ 视觉中枢

视神经和视路

比如①处的结构是视神经,如果断了,右侧眼睛就看不见了。

左　　①　　右

而②处的结构叫作视交叉,如果中间受到压迫,就会导致两只眼睛外侧的视野缺损。也就是说,视野变窄了,两边看不见。出现这种情况的患者通常是患上了垂体肿瘤。

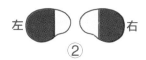

左　　②　　右

③处的结构叫作视束,如果左边的视束断了,右侧的视野就消失了。有点像电影院只给你看半个屏幕的感觉。

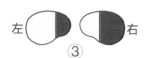

左　　③　　右

在临床中,神经科医生可以通过检查大概判断患者所患的疾病。

值得注意的是，视觉信号传导到最后的视觉中枢的时候，是左侧皮质对应右侧视觉，右侧皮质对应左侧视觉。不仅左右相反，我们看到的物体还是上下颠倒的。

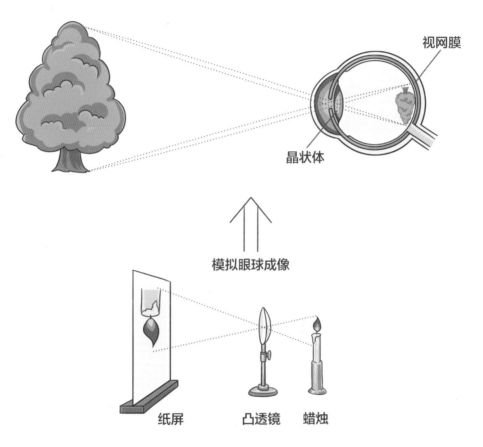

不过视觉会自动调整，在大脑里把我们看到的图像回正。有人做过这样的试验：给新生的动物戴上令景物上下颠倒的眼镜，动物长大以后和同类的行为并没有什么差异。这是因为，无论我们看到的景物是什么样子，大脑都会把它转化成我们可以理解，并且与日常行为相匹配的样子。

2 世界为什么是五颜六色的？

　　不同颜色的眼球，看到的世界的颜色会不同吗？我们中国人大都是黄皮肤，黑眼睛。然而世界上有些种族的人的眼球颜色并不是黑色。眼球的颜色其实就是我们虹膜的颜色，因色素含量和分布的不同而异，一般有黑色、蓝色、灰色和棕色等几种。

　　色素细胞中的黑色素越多，虹膜的颜色就越深，眼球的颜色也就越深；色素细胞中的黑色素越少，虹膜的颜色就越浅，眼球的颜色也就越浅。色素细胞中的色素含量与人种和遗传有很大关系。黄色人种和黑色人种虹膜中的黑色素含量比较多，所以看上去眼球是黑色的；白色人种虹膜中的黑色素含量相对要少一些，看上去眼球是浅蓝色或浅灰色的。

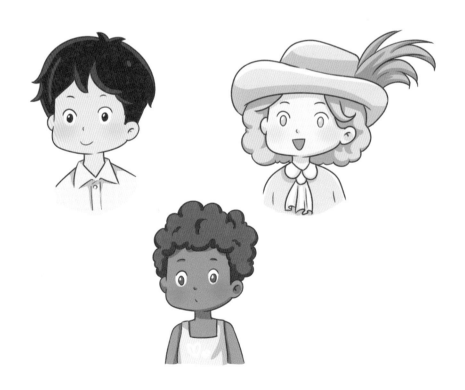

还有一种特殊情况，与人种无关，那就是白化病患者。这种疾病是基因突变导致的人体内黑色素生成缺陷。患者头发、皮肤都是白色，由于患者的眼睛里也没有黑色素，所以眼睛呈现的是血管的颜色。小白兔之所以有一双红眼睛也是因为这个原因。

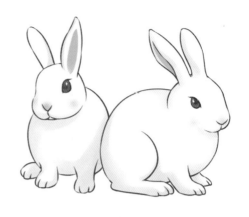

我们看到的世界的颜色和我们虹膜的颜色无关。光线进入眼睛，落在视网膜上。视网膜上主要有两种细胞，分别是视锥细胞和视杆细胞。视锥细胞主要负责分辨光的颜色，而视杆细胞主要负责读取光的明暗。这两种细胞能够把自然界中的光转变为神经信号。

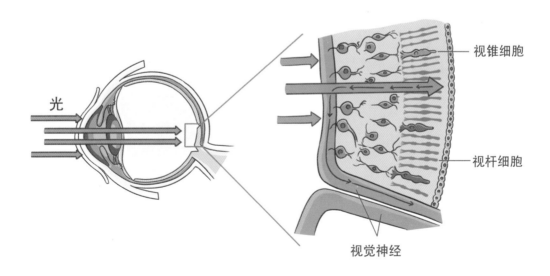

光

视锥细胞

视杆细胞

视觉神经

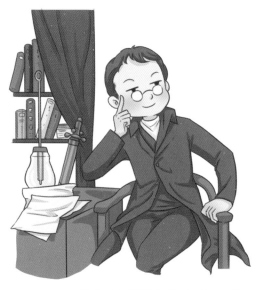

约翰·道尔顿是18—19世纪英国著名的化学家和物理学家。据传，在一个圣诞节前夕，他送了母亲一双"棕灰色"的袜子作为节日礼物。当母亲接到这双袜子后，觉得袜子的颜色过于鲜艳，便对道尔顿说："你买的这双樱桃红色的袜子，让我怎么穿呢？"

道尔顿觉得非常奇怪，袜子明明是棕灰色的，怎么母亲会说是樱桃红色的呢？疑惑不解的道尔顿便去问弟弟和周围的人，袜子究竟是什么颜色？除了弟弟与自己的看法相同，都认为是棕灰色的外，其他人都与母亲一样说袜子是樱桃红色的，究竟为什么会有不同的看法呢？

好奇心驱使道尔顿开始调查这个问题，经过认真的思考、分析和比较，他发现他和弟弟的色觉与别人不同，原来是他自己和弟弟都患有色盲。

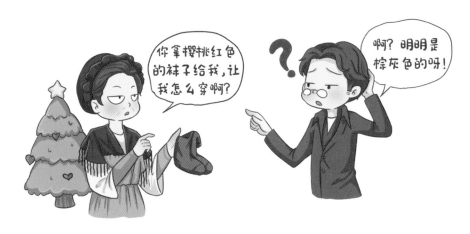

1794 年 10 月 31 日，道尔顿在曼彻斯特文学和哲学学会上宣读了《关于颜色视觉的特殊例子》。在这篇文章中，他提出了对色盲这一视觉缺陷的最早阐述，总结了从他自身和很多人身上观察到的色盲症的特征，如他自己除了蓝绿方面的颜色，只能再看到黄色。道尔顿于 1798 年出版了第一部论述此问题的科学专著——《关于色彩视觉的离奇事实》。他因此成为世界上第一个提出色盲问题的人。后来，人们为了纪念他，把色盲症称为"道尔顿症"，这一称呼得到了世界上大多数国家医学界的认可，延用至今。

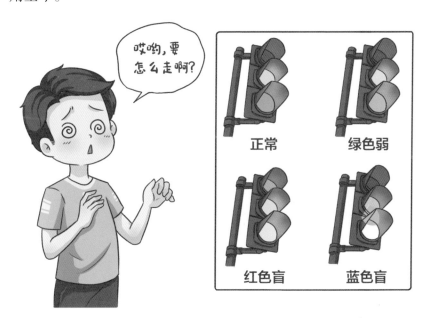

哎哟，要怎么走啊？

正常　　　绿色弱

红色盲　　　蓝色盲

道尔顿虽然不是生物学家和医学家，却成了生物医学领域第一个发现色盲症的人。这缘于他敏锐的思维和对这种病征的好奇心。他的发现为生物医学做出了不可磨灭的贡献。

如何检查色盲？

先天性色觉障碍通常被称为色盲，一般是遗传基因导致的。色盲患者不能分辨自然光谱中的各种颜色或某种颜色；而对颜色的辨别能力差的则称色弱，色弱的人虽然能看到正常人所看到的颜色，但辨认颜色的能力迟缓或很差。

要想判断自己是否为色盲，可以使用色盲检查图。那是用各种不同颜色的小圆点组成的图形或数字，对于色盲或色弱的人来说是无法分辨清楚或很难分辨的。

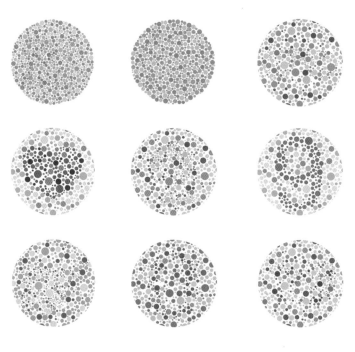

色盲检测图

3 这是一个看脸的社会吗？

随便在桌上放上几个蔬菜水果，你或许会觉得形状像一张开心的人脸，或者是生气的人脸。

你有没有见到过像人脸的插座，或者像人脸的白云？有时一栋楼，一朵花，甚至是火星上的阴影，我们都会觉得像人脸。

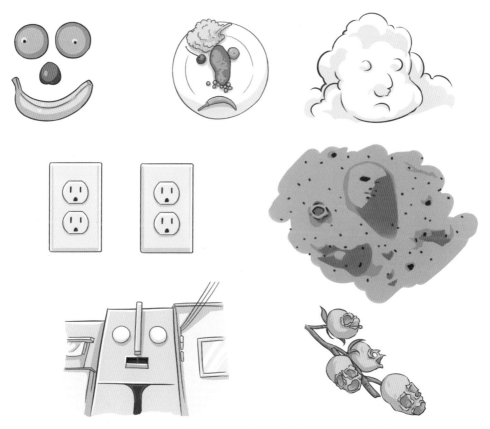

人类对脸和具有脸部特征的视觉刺激有着超凡的敏感度，以致常常在压根就没有"脸"的地方，看到一张张人脸。简单来说，只要两个圆点和一条线呈三角出现，我们就会觉得像一张脸。

这是人类进化出的一种能力，可以快速发现同类，或者是天敌。我们在识别不同数字、形状和颜色时，都不如识别人脸的速度快。在史前时代，拥有这个技能的祖先能够迅速发现天敌并及时逃离，最终幸存下来，而无法快速识别面部的人类则很大概率会被天敌捕捉。

人类不仅可以快速认脸，对于脸的识别能力也非常惊人。这一点，在孩子放学的时候表现得尤为明显。父母一眼就可以在几百个孩子中找到自己的孩子，而孩子也可以从无数陌生人脸中迅

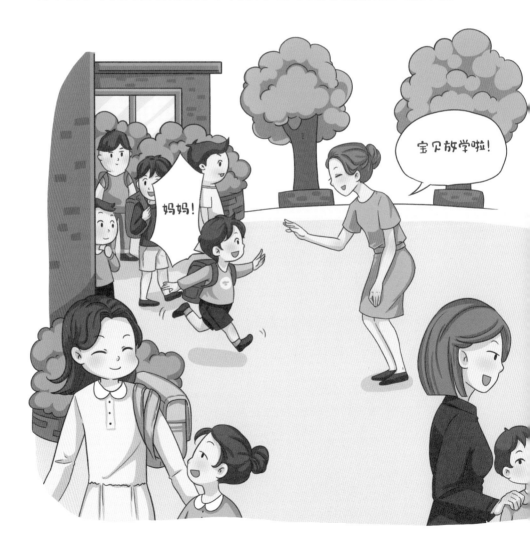

速发现自己的父母。不仅识别速度快、识别力强，人类还擅于记住人脸，只要见过一次，一般就很难忘记。

这个能力在社交中有重要的作用，微笑的脸可以快速让人感到亲切和放心；如果是凶恶的脸，可以让孩子立刻哇哇大哭。研究发现，人的大脑里有个特别的区域可以负责"看脸"，叫作梭状回。利用这么大的区域负责认脸，可见这一功能的重要。而且研究表明，随着年龄的增长，这一块区域会变得越来越发达，可以帮助我们从人脸上读出非常多的信息，例如一个人的年龄、职业，甚至家庭情况。

所以，如果你想要给别人留下一个好印象，最好的方式就是展露一个大大的笑容。

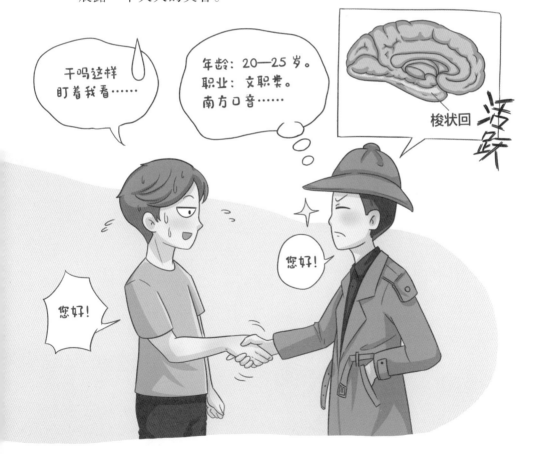

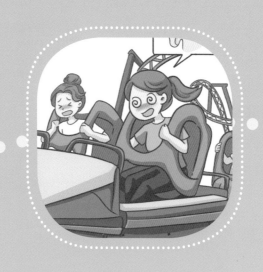
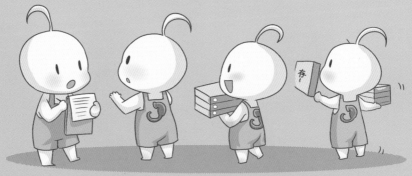

七

大脑是
运动器官吗？

1 闭上眼睛你能吃饭吗？

闭上眼睛，想想你自己现在是什么姿势。左脚在右脚上，还是右脚在左脚上？两只手分别在什么位置？

闭上眼睛，让别人捏住你的一个脚趾，猜猜看，是第几个指头？

再试一下，闭上眼睛，拿上一个食物，看看你能不能准确放入自己的嘴里，而不是放到鼻子上。

如果你做不到，那要赶紧去医院了，因为这是大脑的一项基本功能——本体感觉。

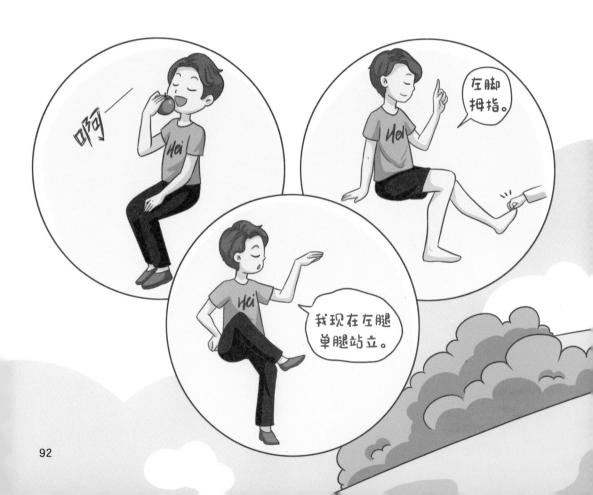

曾经有一名叫萨娜的法国女性，她在7岁时才学会走路。她只有看着脚才能行走，她如果闭上眼睛站立，就会摔倒在地。她闭着眼睛，就感觉不到医生轻轻地移动她的手指。世界上有极少数人丧失了本体感觉，他们必须要通过眼睛看，才能知道自己的手和脚在哪里。这是非常痛苦的。患者看不见自己的手，就会感觉自己的手不见了。

而本体感觉强的人，就适合成为运动员，特别是球类运动员，他们面对飞来的球可以稳稳地接住或者是打回去。

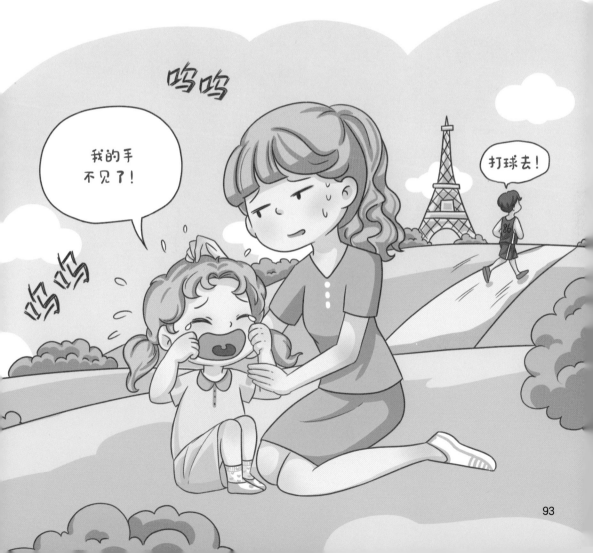

某电视节目中，有一期需要选手挑战蒙着眼睛进入"钢管丛林"，选手必须靠记忆和本体感觉走出这片迷宫。节目中还有一名体操运动员蒙着眼睛，用翻跟头的方法越过了激光阵，这也是依靠本体感觉做到的。对一般人来说，这都是极其难做到的！不信你闭上眼睛，在一条直线上走一百步，然后再看看你自己歪到哪里去了。

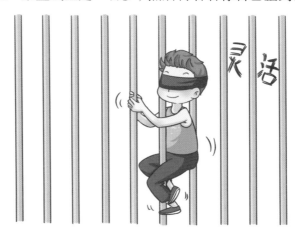

奥运会上的体操运动员在平衡木上翻腾，并不需要每时每刻都看着平衡木。平衡木已经通过视觉记忆，保存在了他们的大脑里。顶尖运动员不仅肌肉发达、耐力出众，而且还是本体感觉的高手！足球明星 C 罗（克里斯蒂亚诺·罗纳尔多）射门的时候，不需要全程盯着足球，他很多时候只需看一眼传来的足球，就可以施展"倒勾"射门了。在做动作的过程中，他不需要全程盯着球，也不需要一直瞄准球门，因为球门的位置早就被输入到他的大脑中了。篮球明星斯蒂芬·库里投三分球的时候也是一样，即使防守者拼命挡住他的视线，他的投篮命中率也并不会受到很大的影响。

这个能力有多重要呢？它解放了我们的眼睛，让我们不用看着自己的身体就可以做出各种动作。

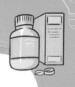

本体感觉

本体感觉分为三级，大家可以测试一下。

一级：肌肉、肌腱、韧带及关节的位置感觉、运动感觉、负重感觉。简单来说就是，你可以知道自己是趴着还是躺着，举手还是抬脚，身上有没有背包，等等。

二级：前庭的平衡感觉和小脑的运动协调感觉。这层感觉可以让你知道自己是在家里的床上，还是在飞驰的列车上。比如被蒙眼塞进汽车后备箱的特工，通过对车辆运动的感觉，就能大致判断出汽车开到了哪里。

这层感觉还能让你闭上眼睛时单脚站立保持平衡，你可以试试，这其实并不容易。走钢丝的杂技演员的前庭和小脑就极其发达，超强的平衡能力让他们在钢丝上也能行走。

三级：大脑皮质综合运动感觉。这层感觉需要视觉的辅助，让你了解自己在空间里的什么位置。

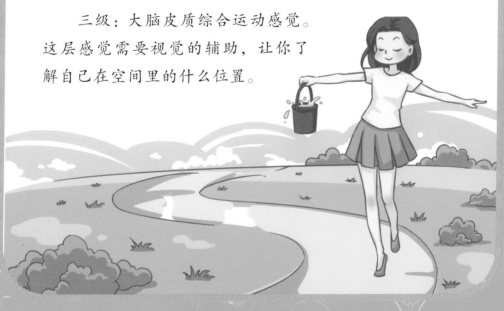

2 转圈不晕也是一项技能吗？

体操运动员还有一种能力，就是在单杠上转了很多圈都不会觉得晕。而航天员在进入太空之前，也需要专门训练"转圈"。

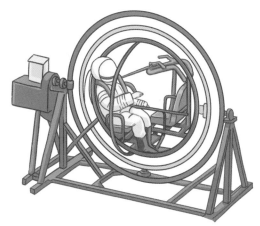

为什么你转圈之后就会晕得很厉害呢？

这是因为人体内部有个"水平仪"，叫作半规管，它主要负责构成我们的平衡觉。半规管的结构很有意思，由三个互相垂直的半圆形小管组成，管内是可以流动的淋巴液。为什么是三个呢？因为我们生活在三维空间中，可以有前后、左右和上下三个互相垂直的运动方向，三个半规管也互相垂直，分别代表了三维空间的 3 个坐标轴——X 轴、Y 轴和 Z 轴。

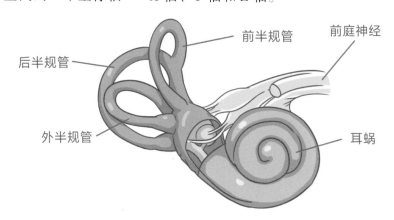

前半规管　前庭神经

后半规管

外半规管

耳蜗

当人体发生旋转加速运动时，半规管内的液体流动，刺激前庭神经末梢，这样你就知道自己在运动了。不仅如此，如果是乘坐的汽车突然开动，我们也能知道。

当身体突然停止旋转，淋巴液的流动却无法立即停止，相关的结构也无法立即回到原有状态，就像你端着一杯水走路，即使停下了脚步，杯子里的水也会因为惯性而继续波动，甚至溅出来。这会造成大脑无法准确判断身体的运动方向和姿势。这就是造成眩晕的原因。

人的平衡能力主要由前庭神经和小脑支配，如果你可以转很多圈都不晕，可能有成为飞行员的潜力哦。

在医学上，头晕有很多种，如果头晕眼胀，看东西重影，可能是眼睛出了问题；如果昏昏沉沉，眼前发黑，可能是脑血管出了问题；如果感觉天旋地转，就可能是耳朵出了问题。如果有以上类似的症状，就需要尽快就医哦！

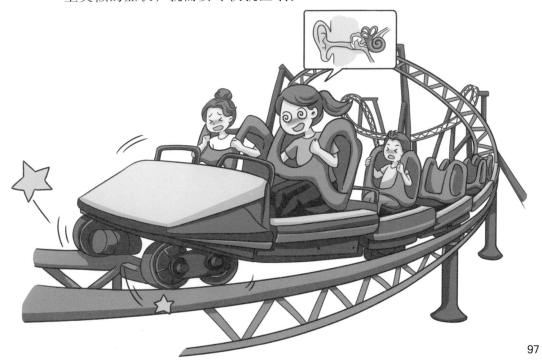

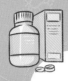

什么是耳石症？

　　有一种头晕很特别，叫作耳石症。这个病的特点是患者不动就不晕，患者只要头部稍微改变一下位置，就会立刻感觉天旋地转。这是因为，在半规管里还有一个东西叫作耳石，耳石若脱离原来的位置，滚到半规管里，就是耳石脱位，这会引起人的眩晕。

　　当头部运动时，脱位的耳石会在半规管内造成淋巴液不正常的流动，使人感到眩晕，但发作得比较短暂，一般不会超过一分钟，通常是头转向某一个方向才会眩晕，也称为良性阵发性位置性眩晕。

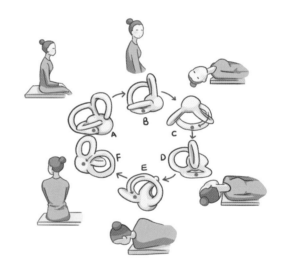

　　对于耳石脱位患者，耳鼻喉科医师会执行一种耳石复位术，根据患者的个体病征，请患者做某种姿势后，调整头的方向，让耳石回复到原来位置。不过复位的耳石并不稳定，有可能再次脱位，那时患者天旋地转的感觉又会出现。

3 肌肉也有记忆力吗？

奥运会上的乒乓球选手经常打出一些连摄像机都拍不清楚的"神仙球"。他们的击球反应极快，好像根本不需要通过大脑思考，这靠的就是肌肉的记忆力。

其实，人体的肌肉是具有记忆效应的，虽然很难获得，需要成千上万次的重复，但一旦获得，不仅反应迅速，甚至可以记忆终身。例如：只要我们学会了骑自行车，就算 10 年没有再骑，一旦上车，还是可以自然地骑起来；同样，只要我们学会游泳，就几乎可以终生拥有这一技能。不过，对于我们来说，学习游泳、打乒乓球等运动时，应尽量学习标准动作，否则一旦形成了错误的肌肉记忆，想要改正，就很困难了。

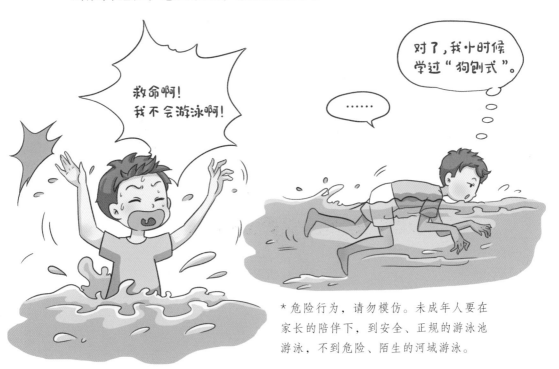

救命啊！
我不会游泳啊！

……

对了，我小时候学过"狗刨式"。

*危险行为，请勿模仿。未成年人要在家长的陪伴下，到安全、正规的游泳池游泳，不到危险、陌生的河域游泳。

肌肉记忆表现为不假思索地做某种动作。武术高手或者舞蹈演员表演时，好像完全不需要在大脑中想动作，自然而然就能够做出来。而练习过乐器的人也会有同感，弹奏熟练的曲子时，完全不需要思考就可以弹出来，琴键或琴弦的位置，好像都被肌肉记住了一样，但是如果要背出曲谱就不那么容易了。

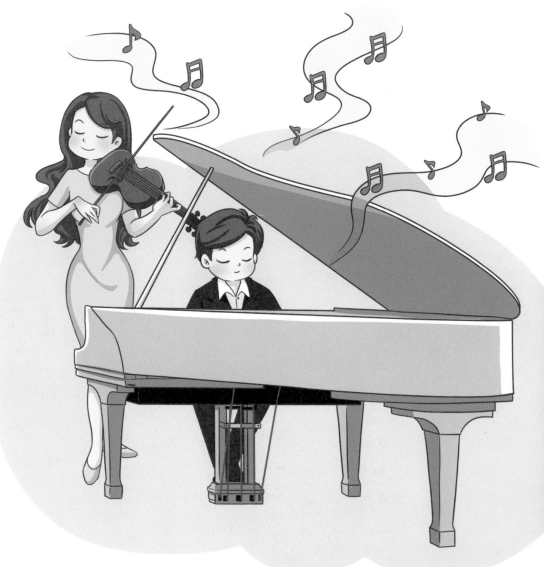

其实这样的肌肉记忆并不是储存在肌肉里的，而是通过对大脑的反复训练，形成了新的条件反射，因而不需要大脑的控制就可以完成动作。所以运动员都要经历艰苦的训练，而成为一个顶尖运动员需要接受的也不仅仅是身体上的训练，还有大量对大脑的训练。

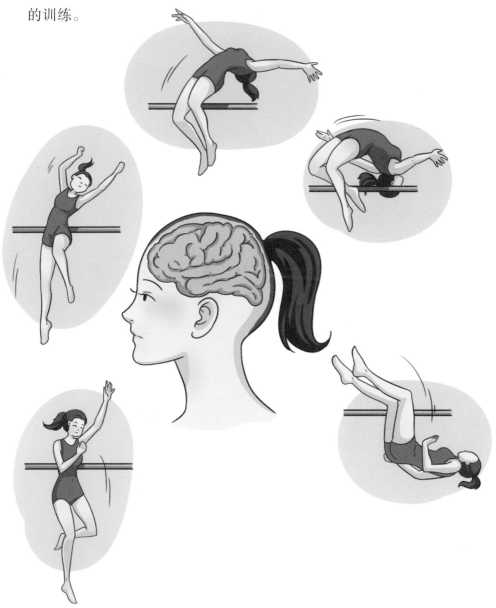

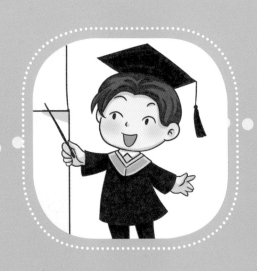

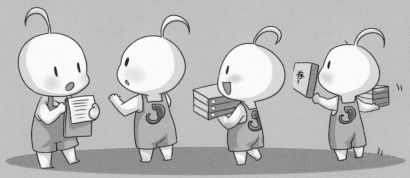

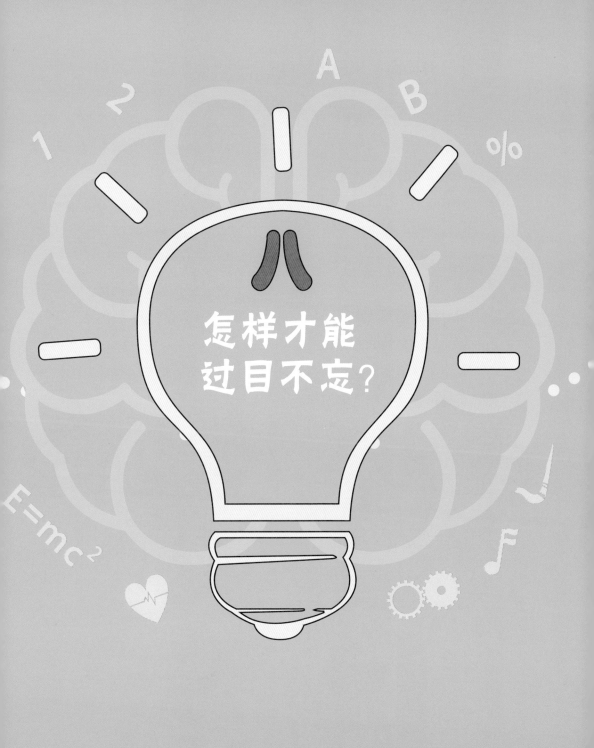

1 有隐藏起来的记忆吗？

在日常生活中，我们记住了很多东西，不过我们自己没有意识到，比如前面说到的骑自行车的肌肉记忆。其实，绝大部分的记忆，我们平时都是感受不到的。

闭上眼睛，你可以想象出小狗的形态，这是视觉的记忆。

吃一颗糖，你可以准确地说出是草莓味的还是香蕉味的，这是味觉的记忆。

听一段旋律，你立刻就知道是谁唱的歌，这是听觉的记忆。

闭上眼睛摸一块布料，你一下就能知道它的材质是丝绸的还是毛线的，这是触觉的记忆。

在屋子里闻到妈妈在厨房里烧的菜，你一下就能知道烧的是排骨还是鱼，这是嗅觉的记忆。

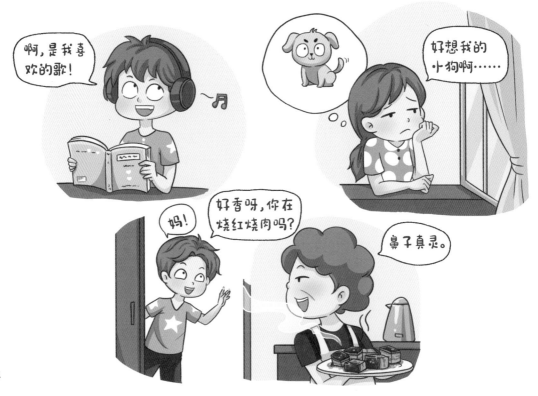

平时我们感受到的记忆，比如一个故事、一首诗、几句话、某段经历，这种记忆叫作外显记忆。这让我们可以记住生活中的经验和教训，并且将它们告诉下一代，不断传递下去，让人类社会变得越来越好。

然而，还有一种记忆是我们在日常生活中无法感受到的，比如前面提到的小狗的形态、草莓的味道、歌曲的旋律、排骨的香味，这种记忆叫作内隐记忆。除此之外，一些生活习惯也属于内隐记忆，比如系鞋带的方式、骑自行车和开汽车的方法等，这些事情平时我们想不起来，但当我们接触到类似环境和状态的时候，相关的记忆就会被激活。其他动物也有这样的能力，比如：大雁在冬天飞到南方，鱼类洄游至产卵场，蜜蜂记住花蜜的位置，信鸽记住几十千米外送信的地点，等等。这些都是内隐记忆。这些"隐藏起来"的记忆，是我们人类生存的必要保证。

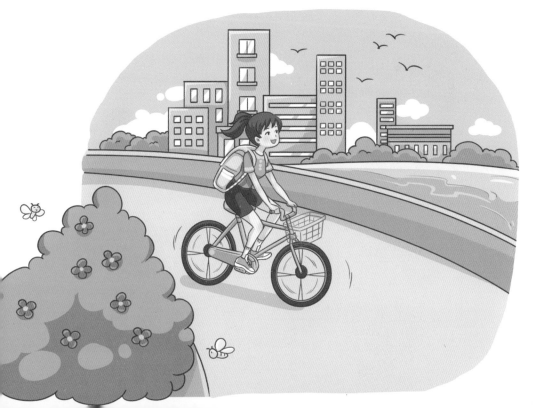

2 记忆在哪里产生？

大脑接收到外界信息后，会将这些信息编码成神经电信号和化学信号储存起来。这些信号也就是我们的记忆，主要储存在大脑皮质、杏仁核、海马体、小脑和脊髓中。不同的部位有不同的记忆类型和时效，例如：大脑皮质中负责感觉的区域，负责感觉记忆以及感觉间的关联记忆；杏仁核负责事件、日期、名字等表象记忆，也负责情绪记忆；小脑和脊髓负责关于运动的记忆；海马体负责短时记忆和方位定向，同时它还在记忆中扮演着至关重要的角色。

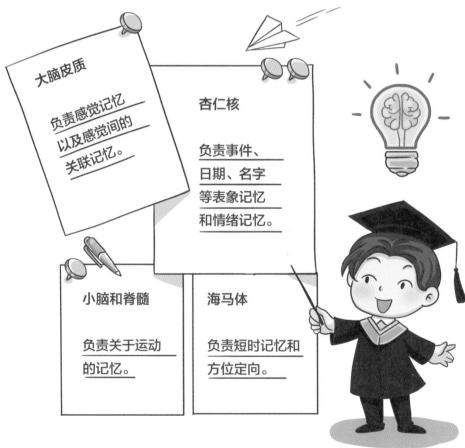

大脑皮质

负责感觉记忆以及感觉间的关联记忆。

杏仁核

负责事件、日期、名字等表象记忆和情绪记忆。

小脑和脊髓

负责关于运动的记忆。

海马体

负责短时记忆和方位定向。

克莱夫·韦尔林是英国知名的音乐家，他曾经参与制作过戴安娜王妃和查尔斯王子的婚礼音乐。1985年他患上了单纯疱疹性脑炎，虽然他最终病愈，但病毒还是对他大脑中的海马体造成了严重的破坏，导致他每隔十几秒就会彻底忘记之前发生的任何事情。因此，人们也称他为"只有七秒记忆的人"。

克莱夫·韦尔林能够记忆的时间，最长为30秒，最短只有7秒。时间一过，他就会像刚从一段沉睡中醒来一样，开始一段新的记忆。这个刷新记忆的过程，他每天都要经历数百次。

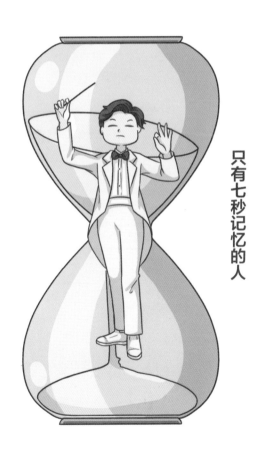

只有七秒记忆的人

虽然从发病的第一天开始，他的大脑就不能再储存新的记忆了，但他仍然能够演奏出美妙的钢琴音乐，歌唱记得的乐曲片段，熟练得和从前一样。

下面是他的笔记，每当记忆清空之后，他就要在笔记本上写下当下的情形。笔记中，他提到最多的就是两句话："我活着！""我永远爱我的妻子。"在他失去记忆期间，他的妻子一直不离不弃。

其实这种遗忘方式和大脑受损的部位有密切关系。

这就不得不来说说前面提到的海马体。

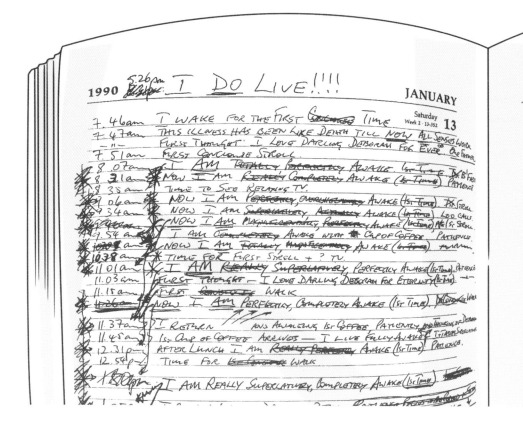

海马体是一个神奇的部位，因结构形似海马而得名。它的主要作用是暂存信息。当我们接触到一种信息后，大脑便将它存于海马体，然后大脑会定期检查这个信息有没有被再次使用。如果在某一段时期内这个信息被连续多次使用，那么大脑便判定这个信息是有用的，就会把它转存起来做永久的保存。如果大脑受到冲击，暂存的信息就可能会丢失，但是已经得到永久保存的内容，则不会丢失。

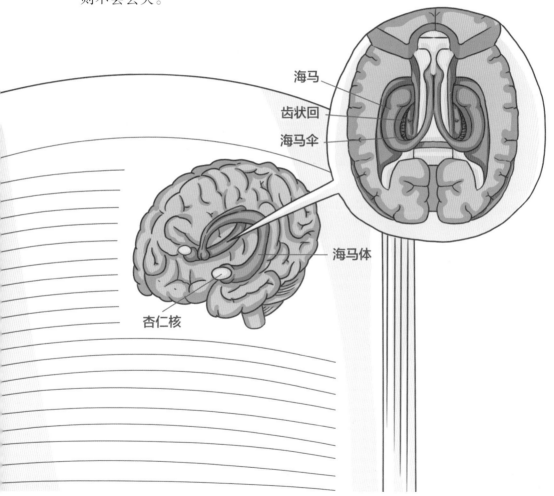

海马

齿状回

海马伞

海马体

杏仁核

如果海马体严重受损，就无法把短时记忆转化为长时记忆，就像那位音乐家一样。有的老人常会遗忘刚刚发生的事，如：早饭吃了什么、钥匙放哪儿了、煤气关没关，等等。这很可能是因为海马体功能的退化，这些记忆无法被转存，就会很快消逝。但是这些老年人关于儿时的记忆却异常清晰，这是因为这些内容已经以合成蛋白质的方式被永久储存起来了。

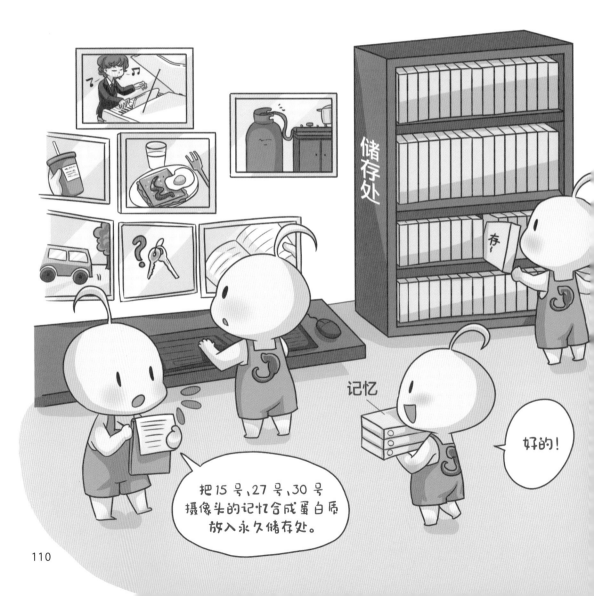

为什么幼年时期的事情我们大多都忘记了呢？这是因为在我们的幼年时期，大脑神经通道还没有完全发育成熟，记忆大多无法被转存到长期记忆中，所以对于 3 岁以前的事我们通常记不住，或者记得很混乱。此外，语言能力对记忆也有重要的影响。你有没有发现，我们记住的很多事情和故事，都是通过语言和文字转存下来的？比如，你记住一段中文很容易，但换成英文，就很难记下来。这是因为只有我们能够非常熟练地使用某一门语言了，才能更好地记住它所表达的内容。

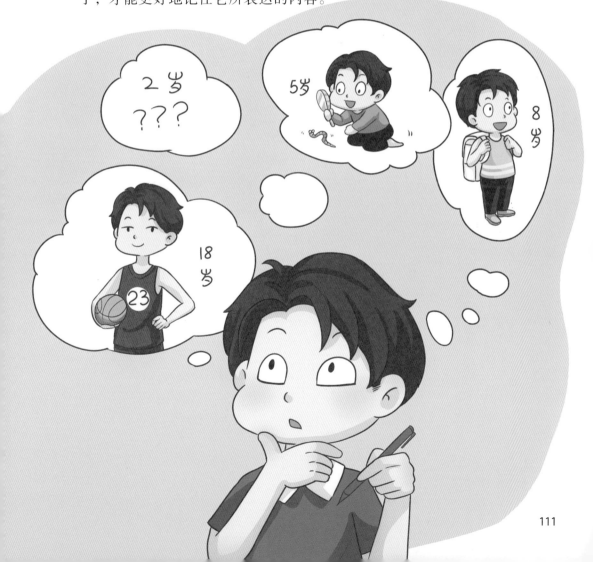

大脑里的"橡皮擦"

　　1906 年，德国医生爱罗斯·阿尔茨海默发现了一种病征：患者记忆丢失，怀疑家人，并有严重的精神问题。经检查，阿尔茨海默发现患者的脑部严重萎缩，神经细胞周围有反常的沉积物。后来，人们发现这是一种中枢神经系统退行性疾病（又被称为阿尔茨海默病），大部分发病患者在 80 岁以上。阿尔茨海默病的发病率最近 10 年来翻了不止一倍，最大的原因就是人们的寿命越来越长。

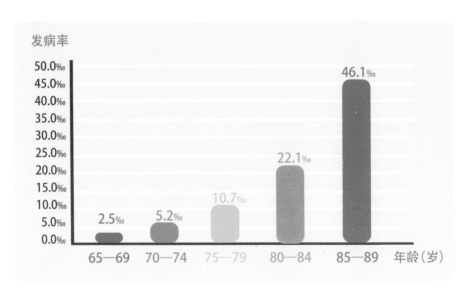

欧洲国家阿尔茨海默病的发病率 *

* 数据来自《阿尔茨海默病发病机理及其相关生物活性物质研究》。

阿尔茨海默病患者的主要表现为认知功能下降、行为障碍、日常生活能力逐渐下降。患者刚开始会经常忘事，之后则会变得浑浑噩噩，最后连穿衣服、吃饭这样的事情都会变得困难。现阶段，对于阿尔茨海默病并没有有效的治疗方法。所以，当接诊到该病发病患者时，我们唯一能做到的就是延缓这种疾病的发展。这个时候，我们常说的"早发现、早诊断、早治疗"就显得格外有意义。所以，当身边老人，尤其是60岁以上的老人出现下面种种细微的变化时，我们就要格外留心了：

　　1.瞬间遗忘。患者可能是缓慢的记忆力减退，也有可能是突然性的瞬间遗忘。患者最典型的表现就是前一秒做过的事，下一秒可能就忘记了，却偏偏对很久以前的事情记忆犹新。

　　2.表达障碍。患者说话时出现表达障碍，甚至很难表达自己的意思，并出现言语重复和语无伦次的情况。

　　3.敏感多疑。患者突然敏感多疑，无端猜忌身边的人与事。

　　4.性格突变。患者变得喜怒无常，对身边所有事物失去兴趣。

　　5.定向障碍。患者经常迷路和搞不清时间、地点等。

　　如果身边老人出现这些症状，最好提醒其及时就医。

3 为什么一到考试就想不起熟记的知识？

怎么平时记得很清楚的知识点，一到考试就忘记了呢？

德国心理学家赫尔曼·艾宾浩斯研究发现，人的记忆和遗忘有个规律：学习知识 20 分钟后，记忆率为 58.2%；1 小时后记忆率为 44.2%；1 天后记忆率为 33.7%；6 天后记忆率降至 25.4%。根据这些数据绘制的曲线，又被称为艾宾浩斯遗忘曲线。这个研究告诉我们，新学习的内容刚开始我们遗忘得很快，但是一段时间后遗忘的速度就会变慢。所以我们必须反复复习，才能更好地记住学习内容。根据人的不同需要，记忆可以分为 3 种模式：瞬时记忆、短时记忆和长时记忆。

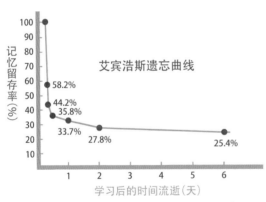

时间间隔	记忆量(%)
刚刚记忆完毕	100%
20 分钟后	58.2%
1 小时后	44.2%
9 小时后	35.8%
1 天后	33.7%
2 天后	27.8%
6 天后	25.4%
31 天后	21.1%

瞬时记忆又叫感觉记忆，在瞬时记忆中信息保持的时间很短，为 0.25—2 秒。比如要记住一个电话号码时，我们会在嘴里反复念，拨打完了之后，很快就忘了，甚至会快到刚拨了前面几个数字，后面的就忘了。这种记忆转瞬即逝。但是如果我们多加注意，则可以让它进入下一个阶段——短时记忆。比如，老师告诉你这串数字不是电话号码，而是考试的答案，你就会努力把它转化为短时记忆。

短时记忆可以保持的时间约为 1 分钟。比如在我们学习健身操或舞蹈的动作时，普通人一般一次只能记下几个动作。虽然我们刚开始只能记下几个动作，但经过反复练习，我们能记住更多的动作，经过长期练习，这些动作就可以转为长时记忆。

长时记忆可以保留数日、数月，乃至终生。比如：游泳、骑自行车的技能，小时候背的唐诗，家的位置，家乡食物的味道，等等。大脑会通过构建相关的蛋白质来保存长时记忆，就像专门建了一个小房间来保存这个记忆，这种记忆是可以长期储存的。但是，即使形成了长时记忆，也会因时间过去太久而出现记错、记混、忘记的情况。

记忆还包括一个重要的过程，那便是回忆。因为我们只是将信息保存起来还不够，还要能在需要的时候提取信息，如果考试的时候写不出答案，也算不上记住。当我们回忆这些记忆时，承载相应记忆的神经元就会活跃起来，这些记忆就会重新出现在我们的意识中。

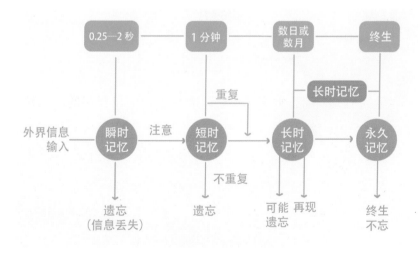

记忆的三种模式

4 如何提升记忆力?

你有没有过这些体验:聊天的时候突然被人打岔,想说的话在嘴边,却怎么也想不起来,需要问旁人"刚才说到哪儿了?"当你考试时,一些平时很熟悉的字、单词或公式等你就是写不出来,考试过后却突然忆起。虽然你已经把讲稿倒背如流,但是一上台你还是会经常卡壳,甚至一句话都说不出来,表现令人大失所望……

这种情况叫作"舌尖现象",意思是回忆的内容到了舌尖,只差一点,就是无法忆起。因为在记忆形成的过程中,周围的环境因素也会同时被编码和储存。演员在熟悉的舞台上表演时会得心应手,而在陌生的舞台上却容易忘记台词;我们明明在家里能将课文背得滚瓜烂熟,一到考场却想不起来……所以背书的时候经常换换环境,可以让我们记得更牢。

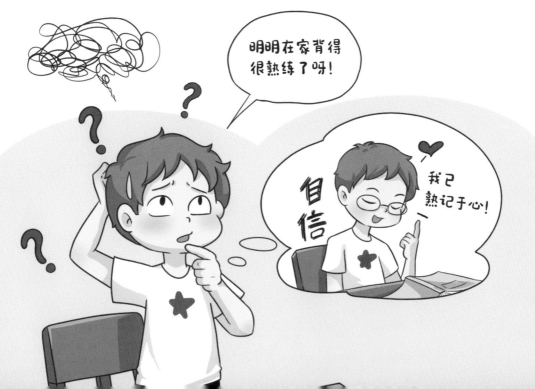

国际上有个记忆锦标赛，要求选手5分钟内记住1副扑克牌的顺序，1小时内尽可能多地记住随机的数字，以及1小时内记住多副扑克牌的顺序。

你能做到吗？是不是感觉很难？

但是有些记忆大师就可以。他们会使用一种叫作"记忆宫殿"的方法去记。这是一种快速记忆法，使用时，你首先需要选择一个熟悉的地方，比如自己家里，然后把所需要记的东西都想象成一个个真实的东西，放在家里的不同位置，比如，你可以把3想象成一把伞，而把9想象成一瓶酒。熟练掌握后，你可以创造许多不同的"记忆宫殿"，来记住所有你想要记住的事情。

当然，这个方法我们在平时的学习中可能不需要用到，因为我们记住东西的前提是理解，知道是什么意思才能更好地记住。

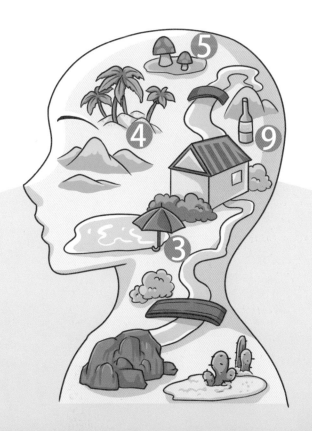

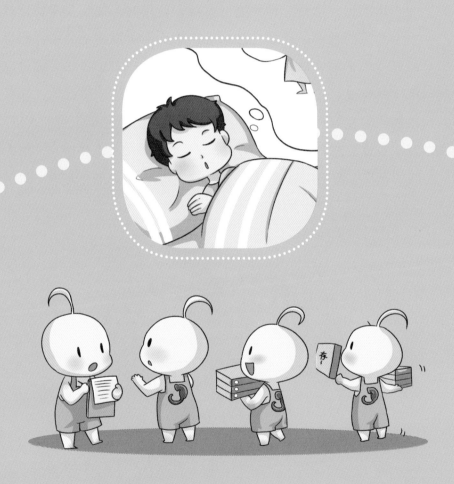

九

睡觉时大脑在干什么？

1 什么是生物钟？

当我们睡觉的时候，我们的大脑也睡着了吗？

答案是：没有！

大脑中很多的区域是从不睡觉的。

为什么闹钟没有响，你也能按时醒来？为什么一到晚上你的眼皮就开始"打架"，在白天你却难以入睡？这种生物节律是平时我们意识不到，却深深扎根于大脑中的，也被称为"生物钟"。

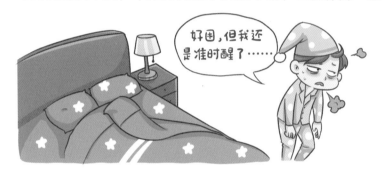

我们的世界昼夜更替，日升日落从不改变。久而久之，我们的身体就形成了和日升日落一样的节律。而雄鸡在清晨打鸣、猫头鹰在夜晚捕食都是这个原因。2017年的诺贝尔生理学或医学奖颁给了3位科学家，他们的贡献就是关于生物节律的研究。

在大脑中，控制生物钟的地方就是下丘脑。

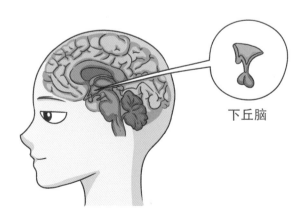

下丘脑

20世纪初，欧洲大陆脑炎肆虐，这些脑炎患者的症状很奇怪，患者表现出两种完全不同的状态：失眠或昏睡。一部分患者经常睡不着觉，另一部分患者每天不停地睡觉。这是为什么呢？

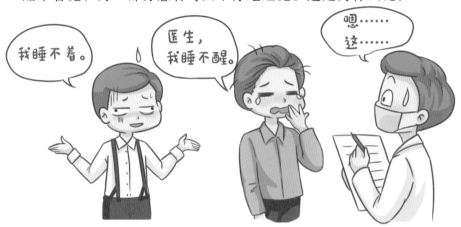

罗马尼亚神经学病理学家康斯坦丁·冯·艾克诺默解剖了这种因脑炎而去世的患者的大脑，发现下丘脑的前部发生病变就会引起失眠，而下丘脑后部发生病变则会引起昏睡。

因为下丘脑里有个区域叫作视上核，它可以接收视神经传来的光线的信息，并控制人体的睡眠—觉醒节律。慢慢地，我们的下丘脑就形成了时间规律。与视上核紧挨着的脑区叫作松果体，松果体可以分泌褪黑素。褪黑素能够帮助人们改善睡眠质量，但褪黑素的分泌会随着人年龄的增长而逐渐减少，人的睡眠时间也会变短。不过，人们可以通过人工合成的褪黑素来改善睡眠。

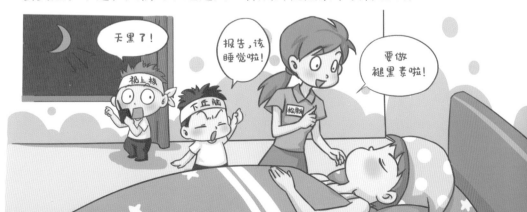

2 人体激素 "大本营"

除了褪黑素，我们体内还有许多不同的激素。

清晨，你还在睡梦之中，腺垂体就开始分泌促肾上腺皮质激素，促进我们的肾上腺分泌皮质醇。当皮质醇释放到血液里，你就会心率开始变快，血压开始上升，神经开始兴奋，这能让我们的身体为起床做好准备。一般半小时后，我们就会完全清醒，这时候也不容易再睡着了。

但是，如果只是夜里起来上个厕所或者喝杯水，这些激素就几乎不会分泌，我们躺下之后还可以继续睡觉。

人体分泌激素的"大本营"叫作垂体，包括腺垂体和神经垂体。垂体各部分有各自的任务。

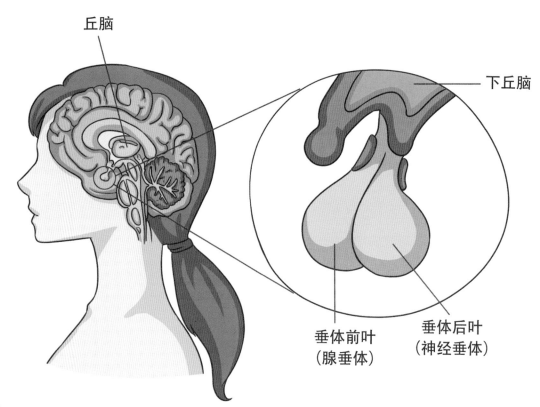

丘脑

下丘脑

垂体前叶
（腺垂体）

垂体后叶
（神经垂体）

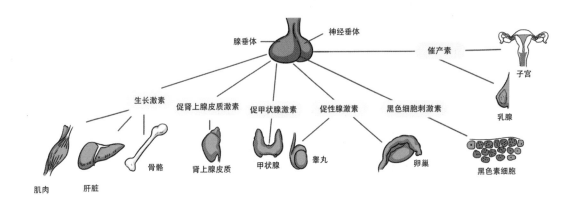

神经垂体本身不会分泌激素，而是起着仓库的作用。它储存下丘脑视上核和室旁核分泌的抗利尿激素和催产素。当身体需要时，神经垂体就会将这些激素释放到血液中。这些激素分泌过多或者过少，都会产生问题。如果激素分泌过多，通常是垂体长了肿瘤，需要吃药控制或者做手术；而分泌过少也需要通过药物进行补充。

总而言之，人体内这些看不见的激素，每天在合适的时间以合适的分泌量帮助人体正常运转，是我们看不见摸不着却又赖以生存的生命时钟。

激素名称	过多	过少
生长激素	巨人症或 肢端肥大	侏儒症或骨质疏松症
甲状腺激素	甲状腺功能亢进 （俗称甲亢）	呆小症（儿童） 甲状腺功能减退（成人）

3 我们睡觉的时候大脑在做什么？

我们睡着的时候，大脑到底在做什么？为了搞清楚这件事，美国科学家纳撒尼尔·克莱特曼和他的学生尤金·阿瑟林斯基彻夜观察睡着的人。他们发现人们在睡着的时候，眼球有时候完全不动，有时候在眼皮底下不停地转来转去。他们推测，眼球动的时候人们在做梦。

于是，他们观察被试者的脑电图，发现在整个睡眠的过程中，被试者的脑电波会不规律地变化。被试者刚开始入睡的时候，睡眠比较浅，眼球基本不动，这时候很容易被叫醒，脑电图以慢波为主。而大约 90 分钟后，被试者进入"快速眼动睡眠期"，这个时候眼球会不停左右转动，脑电图开始出现和被试者清醒时类似的"阿尔法"波，这时候如果叫醒被试者，他就会报告自己刚刚在做梦。

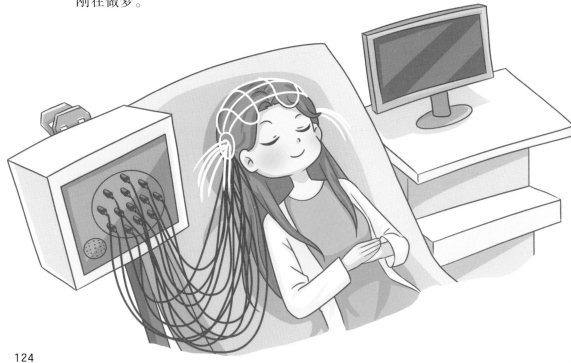

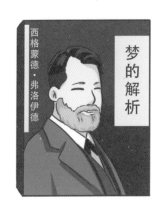

我们做梦时的经历在很多方面和清醒后的体验十分相似。梦中充满了各种各样的影像、声音、味道、触感以及情绪。梦是可以被记住的，有的人在第二天对梦境有清楚的回忆，甚至可以连续几个晚上都做相似场景的梦，就像连续剧一样。

奥地利心理学家西格蒙德·弗洛伊德对自己的梦进行了 2 年的分析，并把分析的结论写成了《梦的解析》一书。他认为梦境可以反映真实状态下人的心理活动。

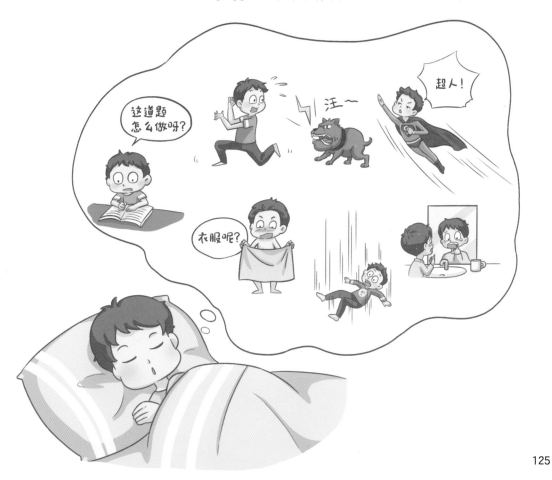

中国古代也有一本分析梦境的书，叫作《周公解梦》，可见古人也曾试图探索梦境与现实的关联。

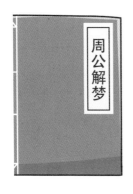
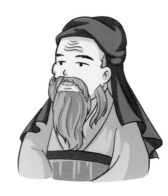

周公　姓姬名旦。为周文王第四子，西周开国元勋。

结束做梦之后，人通常会慢慢地再次进入浅睡眠，然后才会慢慢醒来。大约40%的人曾经有过睡眠性麻痹的经历，就是感觉自己好像已经醒了，但是身体却一动不能动，这就是大家经常说的"鬼压床"。而现代科学告诉大家，这是因为人类控制意识的中枢已经醒过来了，但是控制运动的中枢还没有醒来。

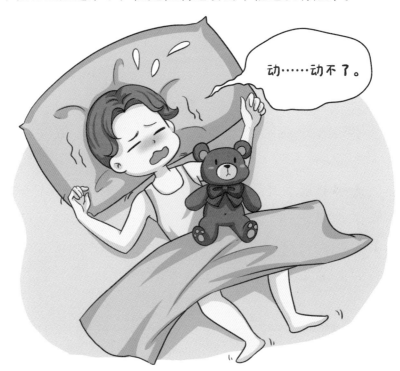

动……动不了。

什么是失眠？

　　和动物相比，人类的睡眠环境好得多，不仅安静、舒适，甚至连温度都可以用空调控制。在舒适的环境下，人类可以用更短的时间让大脑更高效地休息，这样就有更多精力去学习、工作。有了舒适的环境，人类就可以进行深度睡眠，睡眠时间可达 7—8 个小时。

　　但是在这么好的条件下，为什么还会有人失眠呢？

失眠的症状

1. 入睡困难，入睡时间超过 30 分钟；

2. 睡眠维持障碍，整夜觉醒次数大于等于 2 次，早醒或睡眠质量下降；

3. 总睡眠时间减少，通常不足 6 小时；

4. 醒来仍感到疲倦，没有精力。

　　其实大多数人在某个人生阶段都会经历失眠，比如：重要考试前，可能会紧张得睡不着；明天要出去旅行，可能会兴奋得睡不着，等等。但是，这种失眠问题会很快自行消失。

　　大部分的失眠都和情绪有关，失眠人群中许多人还存在焦虑和抑郁的情绪，所以绝大多数失眠都可以通过调整心态得到解决。但是如果长期失眠，就会对生活造成影响，需要尽快去求助医生。

4 他们能醒过来吗？

临床上，还有一种看起来一直是沉睡状态的人，这种患者俗称植物人。造成这种疾病的原因有：严重的脑出血、脑外伤，心脏骤停复苏不及时等。植物人的大脑丧失了认知功能，只能进行无意识的活动。他们可以保持心跳、血压、体温、自主呼吸等；能自动睁眼或在刺激下睁眼，眼球可以进行无目的性的活动；对于喂到嘴里的食物，可以吞咽；有周期性的睡眠。

在现代医学的帮助下，一些危急重症患者尽管可以被保住生命，却也没办法完全被治好。据估计，我国每年新增植物人7万—10万名。许多医生都在想办法让植物人醒过来，比如用物理方式刺激他们的神经组织。

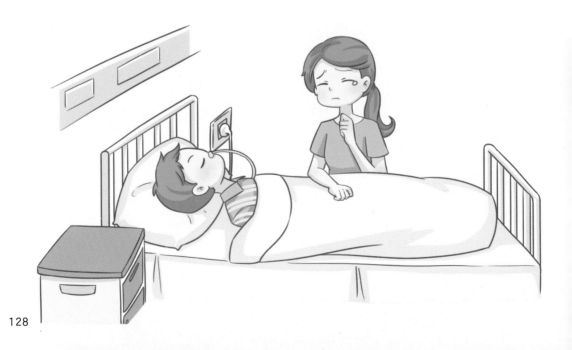

少数植物人的确可以醒过来。如果恢复得好，患者的眼睛可以慢慢跟随物体转动，可以听懂睁眼、闭眼的指令，患者感觉不舒服的时候会皱眉头、摆手等。不过，像电视剧里演的那样突然开口说："我在哪儿？现在是哪一年？"然后一骨碌从病床上下来，那是绝对不可能的。因为患者躺在床上太久，肌肉会出现萎缩，需要进行漫长的康复训练才能逐渐行动自如。

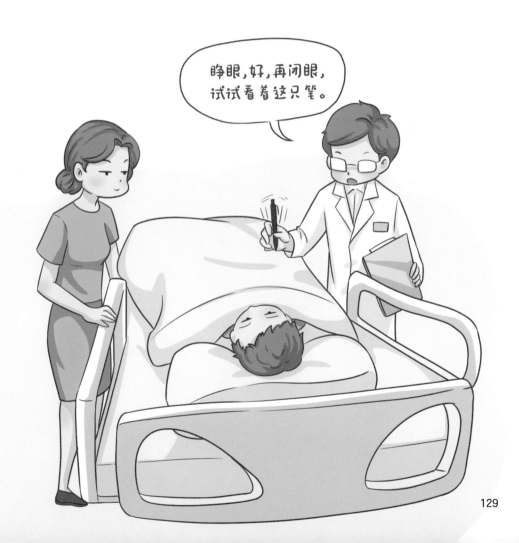

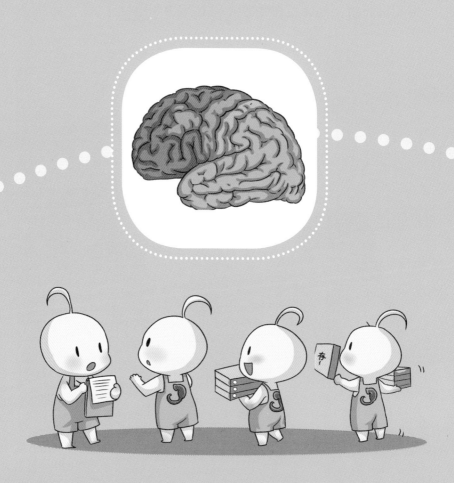

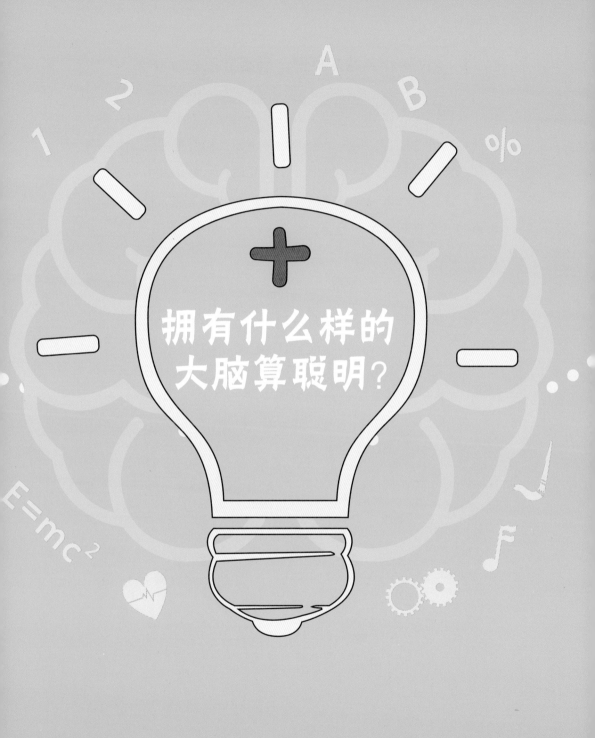

1 大脑什么地方负责"聪明"?

看到这里，你对大脑的了解已经超过很多人了，比如：给大脑供应能量的血管，保护大脑的颅骨，让我们听见声音、闻到气味、尝到味道和记住信息的颞叶，让我们产生触觉和本体感觉的顶叶，让我们产生视觉的枕叶，转化记忆的海马体，控制我们生物钟的下丘脑和垂体，等等。

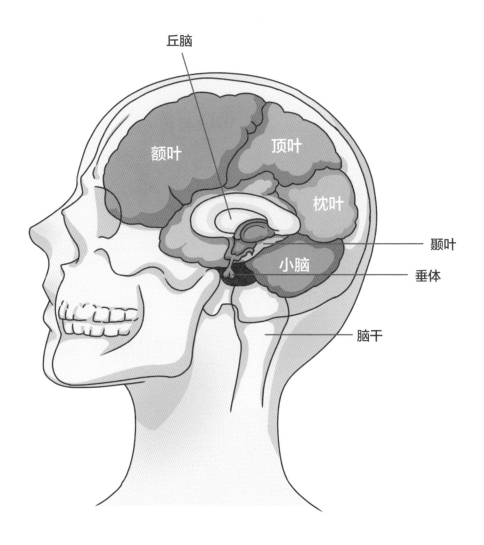

丘脑

额叶

顶叶

枕叶

小脑

颞叶

垂体

脑干

我们知道，大脑各个区域相互配合，作用错综复杂，到底是哪个区域决定我们是否聪明呢？

如果要问世界上最聪明的人是谁，这当然没有定论，但是爱因斯坦应该算很聪明吧。不知道你有没有听过这样一个说法：爱因斯坦的大脑只开发了约13%，只要我们努力学习，就有很大的潜力提高成绩。

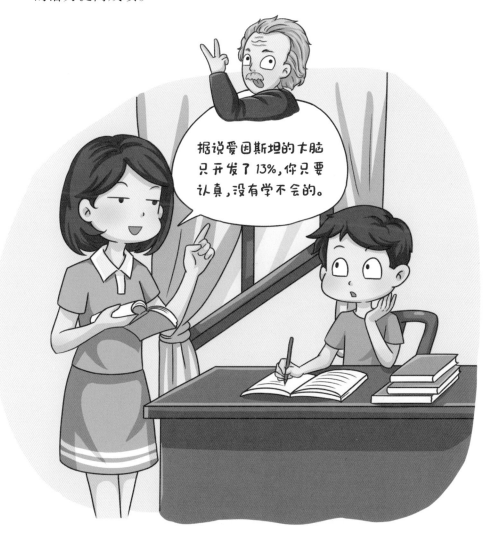

真的是这样吗？爱因斯坦的大脑的确被解剖过，但是并没有报告提到他的大脑只开发了13%。事实上，人类对大脑的使用非常全面和彻底。正常情况下，我们一直在使用大脑里所有的细胞，虽然在做不同任务的时候，各种细胞的兴奋程度不同，但完全倦怠的细胞几乎不存在，更不存在约90%的细胞未开发这种情况。正常成年男性的大脑重约1400克，爱因斯坦的大脑重约1230克，他的大脑并不比常人的重。但科学家研究发现，爱因斯坦的大脑额叶似乎更发达，大脑沟回更深。

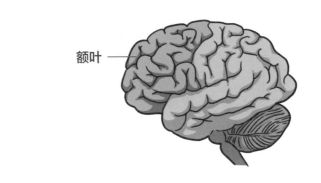

额叶

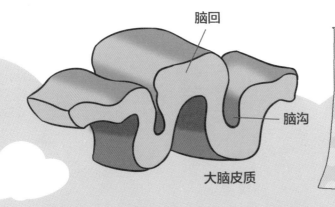

脑回

脑沟

大脑皮质

大脑表面凹凸不平，有很多褶皱，凸起的被称为脑回，凹陷的沟裂被称为脑沟。

于是，额叶和大脑沟回这两个部位引起了科学家的注意。额叶主要位于我们俗话说的脑门的位置。在早期的外科手术中，医生发现这一块脑区似乎没有什么作用，不管是损伤额叶，还是将额叶整块切除，对患者的日常生活似乎都没有什么影响。但是经过一段时间的观察，医生发现了问题：额叶受损的患者会性格大变，有的人会郁郁寡欢，有的人会兴奋躁动，甚至做出攻击行为。

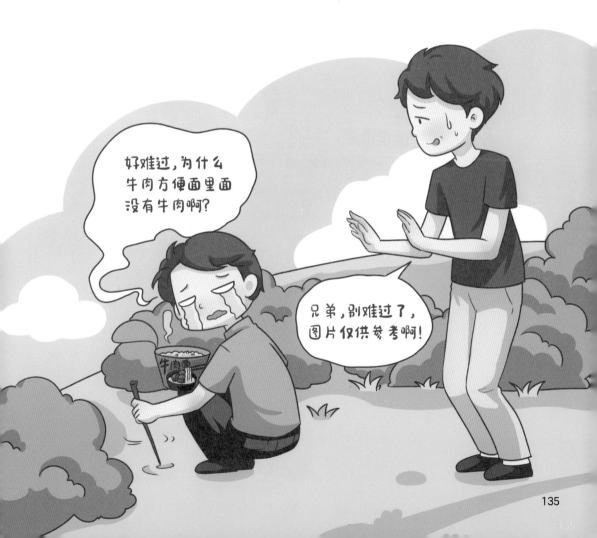

尤其是额叶前面的一块被称为前额叶皮质的脑组织，对控制人的行为和情绪起着重要作用。前额叶皮质功能的发现还要追溯到 1848 年。美国铁路工人菲尼亚斯·盖奇在一次事故中，被铁棍从下颌插入了前额。虽然这个场面非常吓人，但是盖奇居然意识很清醒，还能和医生说话。经过救治，他只有一只眼睛因为被铁棍穿过而没有保住。更神奇的是，他不仅恢复了自理能力，还回到了原来的铁路公司工作。唯一的不同是，大家发现他从一个幽默、睿智、平易近人的人，变成了一个暴躁专横的人。

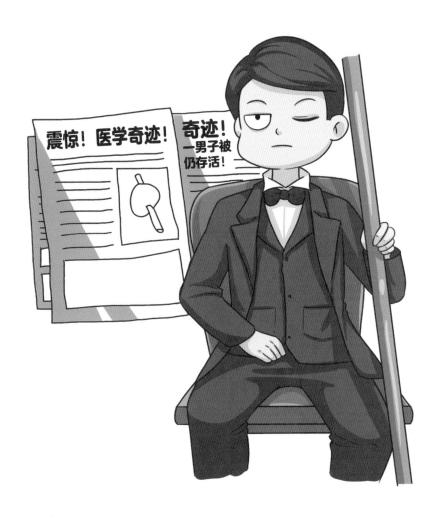

这是为什么？

科学家经过研究逐渐发现，人类的额叶约占大脑皮质总面积的 1/3，直到青春期才逐渐发育成熟。额叶是大脑中发育程度较高的部分，可以支配人的情绪、情感和人格。它不但负责人的观察力、记忆力，还负责判断、分析、思考等。前额叶皮质通常被称为脑部的命令和控制中心，是控制情绪，产生逻辑、理性、创意的地方，同时它还为人类带来"快乐"。前额叶皮质所提供的"快乐"，不是孩子收到新玩具之后那种简单的快感，而是深层次的快乐，是我们向着某个目标一步步迈进，心理上得到的满足感。额叶功能不强的人，可能会缺乏这种满足感，浑浑噩噩，不思进取。可见，聪明不仅表现为学习好，还表现为能够朝着目标坚持不懈的努力哦。

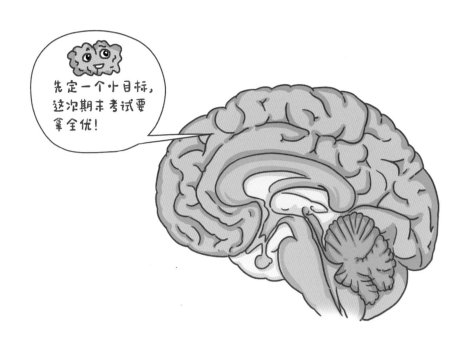

2 大脑沟回越多就越聪明吗？

这种说法似乎也有一些道理。因为科学家通过对老鼠、猫、狗的解剖发现，它们的大脑沟回比人类的要少得多。

人类大脑里的基本沟回都是一致的，它们分隔了人一些重要的脑区和功能。比如：中央沟前面是中央前回，负责人的运动功能；中央沟后面是中央后回，负责感觉功能。这两块区域如果受损，患者不是丢失运动功能，就是丢失感觉功能，所以我们头顶的这一块区域，千万要保护好。

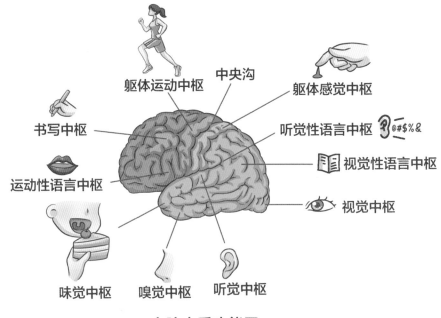

大脑皮质功能区

构成大脑沟回的组织主要有两种：灰质和白质。

在大脑半球表面的叫灰质，也叫大脑皮质；在皮质的深面颜色更白的叫白质。大脑皮质的褶皱多，表面积就大，灰质就更多。

灰质主要负责学习、记忆、感知、判断、语言、情绪、决策、自我控制等高级行为，相当于电脑的芯片组。白质主要负责神经信号的传导，相当于电脑里面的各路数据线。灰质越多，脑组织的可塑性越强；而白质越多，脑组织的反应速度越快。

在我们婴幼儿时期，灰质和白质同步增加。这时，我们既要不断学习新知识，又要不断把已有的技能熟悉起来。

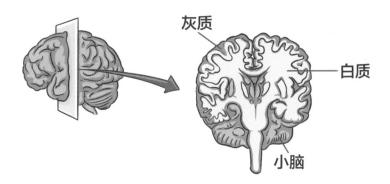

当我们长大一些之后，大脑的灰质比例开始减少，白质比例开始增多。这时，我们接受新事物的速度就没那么快了，但我们能通过学习和训练来提高我们的知识应用能力。

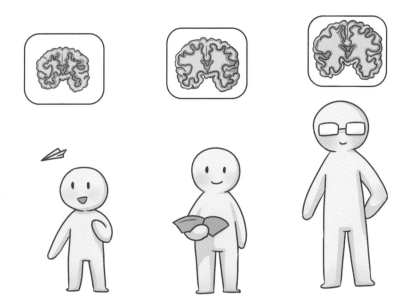

举个例子：孩子看到各种图形符号，会花很长时间思考这是什么；而成人只有在看到文字、有意义的图形或符号的时候才会去留意，其他乱七八糟的图像会被大脑忽略。这提高了成人的反应速度，增加了工作效率。很多技艺精湛的工匠，一生只会重复做一件事，比如焊接工人，可以把金属焊接得结实美观。他们对于灰质的依赖就越来越少，而对于白质的依赖就越来越多。但是对于思如涌泉的作家、艺术家和科学家来说，他们需要不断尝试新鲜事物，对于大脑灰质的依赖就更大。

　　可见大脑的结构、灰质和白质的比例，可以决定人基本的"聪明"模式。那么，你喜欢哪种"聪明"呢？

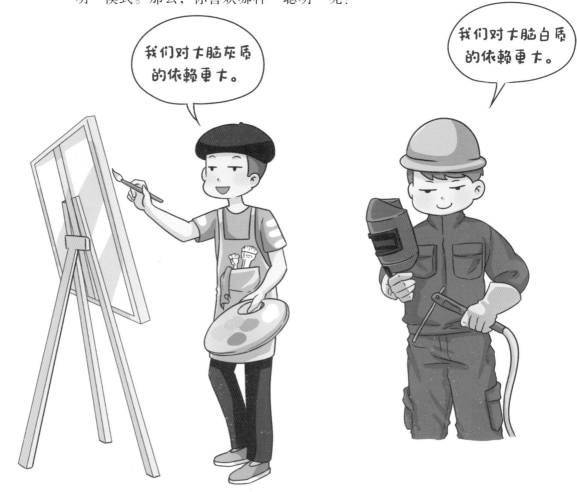

3 左脑和右脑哪边更聪明？

大家有没有听过一个传言：左撇子比右撇子更聪明。真的是这样吗？左撇子，其实学名叫作左利手，意思是习惯于用左手做事的人；相反，右撇子学名叫作右利手，也就是习惯于用右手做事的人。

大家观察一下身边的人就会发现，大多数人拿筷子、写字、打球等都会用右手，这是因为约 90% 的人都是右撇子。

然而，历史上有许多科学家都是左撇子，如：达·芬奇、爱因斯坦、牛顿、居里夫人、本杰明·富兰克林等。难道因为他们是左撇子，所以他们比常人更聪明吗？

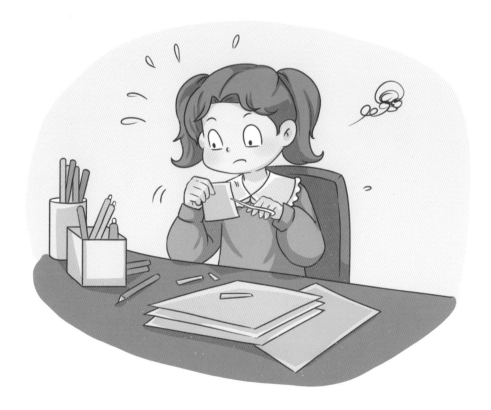

实际上，左撇子只是更容易引起人们的注意而已，在各种智力测试中，左撇子的表现并不比右撇子更为突出。

前面的章节中说过，左脑控制右手，右脑控制左手，所以，我们常听到的"开发右脑让人更聪明"这一说法也没有真凭实据。近几十年的研究都表明，大脑虽然分为左右脑，但都不是独立工作的。生活中的任何一件事情，都是需要靠左右脑协同完成的。比如左脑负责语言功能，但是语言不只是把话说出来，还需要右脑的协同思考，才能决定说些什么。

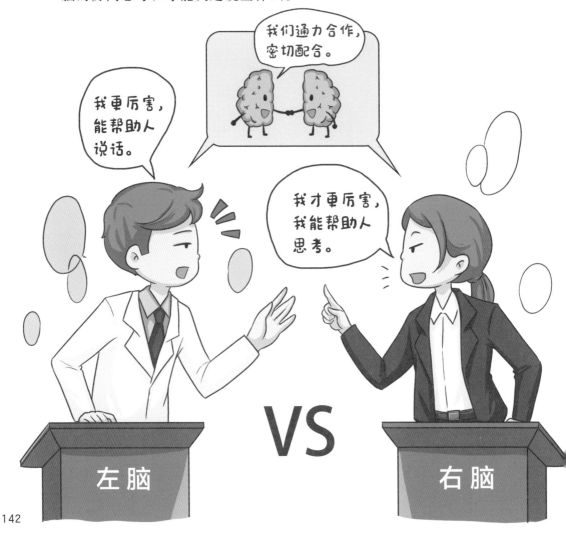

所以，左右脑是否能配合得当，才是重中之重。人的左右大脑是无时无刻不在高速沟通的。这个沟通的渠道叫作胼胝体。胼胝体呈白色，其中包含大约 2.5 亿条神经纤维，简单来说就像是 2.5 亿条数据线。左手传来的信息到达右脑后，会迅速通过胼胝体传到左脑，然后左右脑协同工作。所以一个人聪明与否，其实是看他（她）两侧大脑是否能高效率协同工作。胼胝体只有高级智慧生物才有，比如禽类就没有，进化得越高等的动物胼胝体越发达。

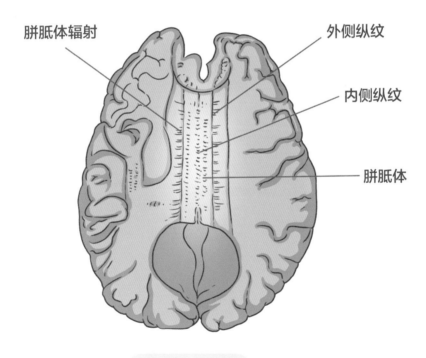

胼胝体（上面观）

人们对于胼胝体的认识还要从癫痫这种疾病的治疗说起。

每次癫痫发作，对患者来说都是一个大脑严重受损的过程，患者非常痛苦。如果医生无法找到患者大脑中的患处，是不是可以把胼胝体切断，中断两边大脑的联系，从而控制癫痫发作，保护半边大脑不至于受损呢？带着这样的疑问，研究人员尝试为癫痫患者做了胼胝体切除手术。手术进行得非常顺利，顽固的癫痫得到了控制。

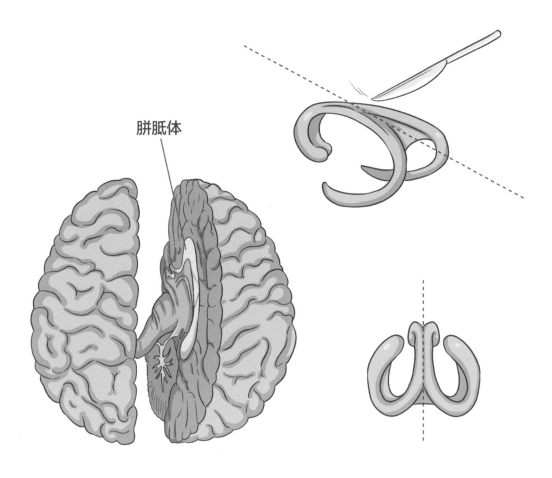

胼胝体

但是，这些切断胼胝体的患者也常常会出现一些特别的症状：两边的大脑无法协同。他们看到一个东西，知道怎么用，就是叫不出名字。比如看到钥匙，患者会说"这是开门的"，就是说不出"钥匙"这两个字。这是因为左右脑的连接被切断了，导致大脑不能将物品的名字和功能联系起来。此外，患者的两只手也很难配合起来完成复杂的工作，比如拉小提琴、做手术，等等。

到底如何变聪明，这个问题没有标准答案。

总的来说，一个完美、聪明的大脑或许可遇不可求，但你至少可以用持之以恒的毅力去完成你的人生目标。

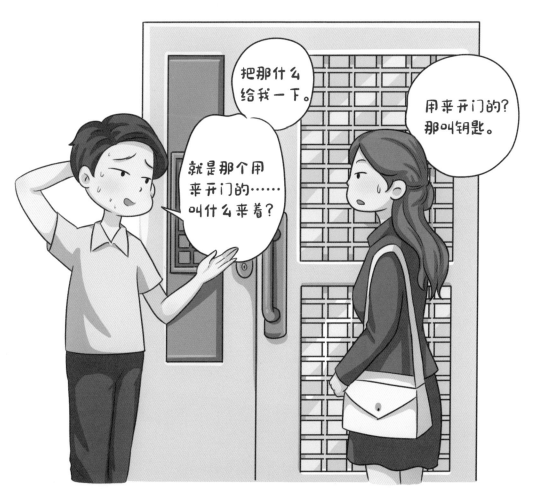

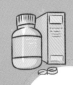

什么是癫痫？

癫痫俗称"羊角风"或"羊痫风"。癫痫发作的原因是大脑神经元突发性异常放电，这股电流会迅速传遍整个大脑，让患者出现意识丧失、全身痉挛等一系列症状。这就像电器短路，让整个电器——大脑失控，最后断电再重启的过程。

其实，癫痫的表现形式多种多样，如果有类似症状，需要特别注意。

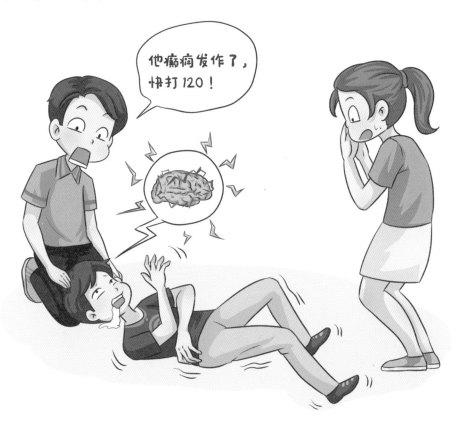

癫痫的诊断主要通过典型的症状确定。之前说的全身痉挛是最常见的癫痫大发作，但是还有的孩子会表现为反复摇头，面部痉挛，手指或脚趾不自主地抽搐，或者只是突然失神，等等。

癫痫患者不能驾驶交通工具，生活中最好有人陪同，否则突然发作可能会出现危险。目前癫痫的治疗，主要通过药物和手术，如果可以找到大脑里引发癫痫的"短路点"，就可以手术切掉它，如果找不到那只能长期吃药了。

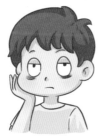

失神、发呆

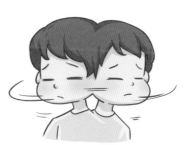

反复摇头

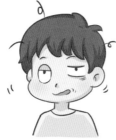

面部痉挛

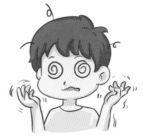

手指、脚趾抽搐

徐 昊 外科医生，医学科普类图书作家，三娃奶爸。中国科学技术大学附属第一医院神经外科主治医生，华中科技大学与加州大学旧金山分校联合培养博士，中国科学技术大学生命科学院博士后，曾在美国、日本等多国的著名医学院进行交流和学习，已发表多篇学术论文。

图书在版编目（CIP）数据

神奇的大脑 / 徐昊著 ；黑绘图 . -- 南昌 ：二十一世纪出版社集团，2023.8
（写给孩子的医学科普书）
ISBN 978-7-5568-7256-5

Ⅰ . ①神… Ⅱ . ①徐… ②黑… Ⅲ . ①大脑－少儿读物 Ⅳ . ① R338.2-49

中国国家版本馆 CIP 数据核字（2023）第 044959 号

写给孩子的医学科普书

神奇的大脑 SHENQI DE DANAO 　　　　　　　徐 昊 / 著 　黑 绘 / 图

出 版 人	刘凯军
责任编辑	陈珊珊
美术编辑	陈思达
营销编辑	聂韫慈
出版发行	二十一世纪出版社集团（江西省南昌市子安路 75 号　330025）
网　　址	www.21cccc.com
印　　刷	江西茂源艺术印刷有限公司
版　　次	2023 年 8 月第 1 版
印　　次	2023 年 8 月第 1 次印刷

印　数	1~5000 册	开　本	720 mm×970 mm　1/16
印　张	9.25	字　数	98 千字
书　号	ISBN 978-7-5568-7256-5	定　价	35.00 元